许大夫美牙私房课

一口好牙的自我修炼

许桐楷

著

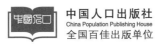

中国人口出版社
China Population Publishing House
全国百佳出版单位

图书在版编目（CIP）数据

一口好牙的自我修炼：许大夫美牙私房课 / 许桐楷
著 . —— 北京：中国人口出版社，2022.9

ISBN 978-7-5101-8122-1

Ⅰ . ①—… Ⅱ . ①许… Ⅲ . ①牙—保健—基本知识
Ⅳ . ① R78

中国版本图书馆 CIP 数据核字（2021）第 231856 号

一口好牙的自我修炼 : 许大夫美牙私房课
YIKOU HAOYA DE ZIWO XIULIAN : XUDAIFU MEIYA SIFANGKE

许桐楷　著

责 任 编 辑	江　舒
策 划 编 辑	江　舒
装 帧 设 计	侯　铮　华兴嘉誉
责 任 印 制	林　鑫　王艳如
出 版 发 行	中国人口出版社
印　　　刷	小森印刷（北京）有限公司
开　　　本	880毫米 × 1230毫米　1/32
印　　　张	9.5
字　　　数	200 千字
版　　　次	2022 年 9 月第 1 版
印　　　次	2022 年 9 月第 1 次印刷
书　　　号	ISBN 978-7-5101-8122-1
定　　　价	58.90 元

网　　　址	www.rkcbs.com.cn
电 子 信 箱	rkcbs@126.com
总编室电话	（010）83519392
发行部电话	（010）83510481
传　　　真	（010）83538190
地　　　址	北京市西城区广安门南街 80 号中加大厦
邮 政 编 码	100054

　　随着中国全面步入小康，人民生活水平不断提高，口腔健康也因其对全身健康和生活质量的显著影响，获得了全社会的关注。《"健康中国2030"规划纲要》特别提出要加强口腔卫生工作；《中国防治慢性病中长期规划（2017—2025年）》的"三减三健"专项行动中，口腔健康就是其中之一。

　　口腔健康已经成为全民健康的重要组成部分。然而我国的经济发展水平还不够均衡，虽然一线城市已经有了不输国际一流水准的口腔医疗机构和医疗水平，但在稍欠发达地区，无论是口腔医疗资源还是大家对口腔健康的关注程度，都尚有较大提升空间。

　　口腔疾病与生活方式息息相关。简明而实用的口腔健康科普，对改善我国人民的口腔健康状况、减轻个人和社会的口腔医疗负担，都有着积极的意义。

　　许桐楷医生近些年来一直致力于通过网络进行口腔健康科普，所获成绩有目共睹，近期他获得了中国牙病防治基金会"爱笑少年"科普项目立项，所著口腔科普图书也即将付梓，我非常高兴。这次他组织了很多活跃于网络科普一线的优秀中青年医师，从大众的常见疑问与需求出发，以一个口腔全科医师的视角，深入浅出地介绍了牙病的识别与预防、口腔科常规诊疗技术、牙齿的美白与保健等知识，为读者精心打造了这本图文并茂的口腔医学科普著作。

　　本书集知识性与实用性于一身，可作为家庭书架上的常备书，以备不时之需，为您的口腔健康保驾护航。

葛立宏

中国牙病防治基金会　理事长

北京大学口腔医学院　教　授

　　我是本书的作者许桐楷博士，北京大学口腔医院的口腔全科医生，"拔、补、镶、洗"是我的四门功课。

　　2006 年 7 月 27 日我作为实习医生接诊了我的第一名患者。这一天为什么记得这么清楚呢？因为从那天起，我开始在博客上尝试记录我和牙齿之间的那些事，开始尝试在网络上用小短文回答当日患者的问题，也由此开启了我的网络口腔医学科普之路。当时我的博客名字就很有前瞻性，叫"我想写本书"。没想到十五年后，有一位非常有耐心的编辑，怀着同样的愿望找到我，跟我共同策划出版了这本书。谢谢江舒编辑。

　　牙齿，是人体中最坚硬的器官。所以"拔牙"虽说司空见惯，但其实是"器官摘除"，然而却少有人会像重视其他脏器一样重视牙齿。过去牙科被归为五官科之一，但和眼、耳、鼻、喉比起来，牙科却是弱势，毕竟牙没了不算残疾，民间也更是流传着"牙疼不是病"的说法。

　　好在近些年，牙科或者说口腔科，逐渐翻了身。经常听说某省的高考状元选择北大的口腔医学专业，全国各地的口腔诊所也越来越多。这与我国几十年来经济的高速增长密不可分。

日子越过越好了，人们对于健康和美丽的关注也越来越多，对于口腔医学的需求自然也与日俱增。

不过，提高全民的口腔健康状况和意识，不是一朝一夕的事。牙坏了要不要治，依然是关乎家庭和谐的问题；一天为什么不能只刷一遍牙，依旧是萦绕在很多人心头的疑问；牙周刮治和根管治疗对于很多人来说，仍然只意味着肉疼和心疼……

从另一个角度来看，口腔医学的发展也很不均衡。虽然口腔门诊越来越好找，但碰到的医生是否与机构的门脸相匹配，还是需要一些运气。

在此背景之下，我写了这本口腔医学科普小书。

本书最大的特点就是以症状为索引，紧扣大家对于疾病治疗的疑问和美的追求，以大量珍贵的典型临床图片为辅助，对常见的口腔问题进行了极简科普。全书内容涵盖了从儿童到老人的口腔问题自诊自查、就诊须知和日常保健指导等知识，希望读者看得懂、用得上。

在此，感谢中国牙病防治基金会——"爱笑少年"儿童青少年生长发育与口腔疾病防治科普项目的大力支持；还要感谢我的好同学、好同事们为我查缺补漏，使我借写作的机会从他们身上又学到了很多东西。他们是以下各位博士：王雪东、张艳玲、杨静文、刘中宁、黄进伟、王妙贞、张吉昊、吴晓冉、齐伟。

另外，众多新浪微博博主和海内外同行朋友们，也为本书提供了大量精美的临床图片，使本书增色不少。他们是：@ 天津牙医吕春阳、@牙周小王、@温州牙医张超旺、@济南牙医国洪波、@嘉兴牙医刘靖晋、@路漫漫牙医、@湘雅柱子、@北大口腔-杨静文、@牙周种植医生张海东、@牙医刘中宁、@牙周治病君、@牙医张振生、@牙医lina、@尚善口腔贺刚、@牙医小小徐、瑞佳义齿刘海林、@莲之花口腔、@呼鹿鹿-、@西安牙医老聂、@牙医景的无痛生涯、@口腔医生程庚、@湘水HOH、@隐形矫治医生关心、@牙齿矫正宋扬博士、@巴掌大_若只如初见、@北大口腔齐伟、@牙齿美容微笑设计师黎曙光、@奔跑的牙医李军、@青年牙医-小肖，以及马尔默大学口腔医学院的同行们。在此，我对以上同仁和朋友们的支持表示衷心的感谢！

最后，希望在茫茫书海中选中了这本小书的读者们，能收获一些有用的知识，拥有健康的牙齿，拥抱幸福的生活！

许桐楷

2022年9月于北京魏公村

目 录

Contents

第 1 章

牙齿的各种破

1 门牙有黑洞

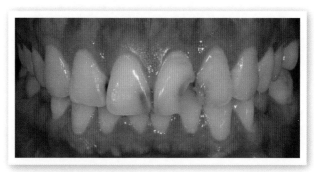

供图人：@天津牙医吕春阳

一分钟讲明白

有黑洞的话，肯定需要补牙了。

不少患者朋友来看牙的时候，以为门牙中间的牙缝黑了只是单纯的色素沉着，想靠刷牙或者洗牙把它去除，或者虽然看着门牙一天天变黑，但就是没有发现牙洞存在，百思不得其解。其实这个位置出问题还挺常见的，就是牙缝里出现龋齿了。

虽然门牙是绝大多数人刷得最干净的牙齿，但牙齿和牙齿之间的那个面还是清洁不到，龋齿就有可能从这个位置开始发展，而且往往一坏就是一对儿，两颗牙都遭殃。

早期的时候只是牙缝里有了一条黑线，随着龋齿的深入，黑线就逐渐变为两颗牙齿上两个对称的米粒大小的黑晕。这是牙齿里边被腐蚀的表现，我们称为"墨浸样改变"。

墨迹越来越大时，里边就被蛀空了，外壳也越来越薄，终于有一天吃东西的时候，在下牙和食物的撞击下，门牙内侧变薄的外壳破碎了，你才突然发现牙齿内侧有了一个牙洞。你还奇怪，怎么一下子就有了这么大个洞？殊不知，龋齿已经在里边默默发展了很久。

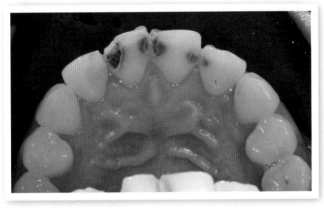

供图人：@天津牙医吕春阳

这该怎么办

门牙出现了问题是很多人看牙的第一动力。这个小黑洞也并不难处理，跟在其他位置补牙一样，把里边的黑色腐质去干净，再用白白净净的树脂补上就可以了。哪里坏了补哪里，不损伤其他位置。但要提醒一点：这个位置通常是两颗牙一起坏，需要一起补，所以一定要确保补完以后还是两颗独立的牙齿，不能用树脂把牙缝完全糊死。

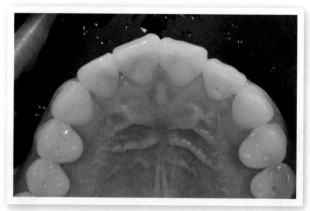

供图人：@天津牙医吕春阳

细节出好牙

想预防门牙黑洞的话，就需要把牙缝清洁做到位。牙线、牙线签、冲牙器都可以起到很好的清洁作用。另外，也请再次确认你日常所用的牙膏是否为含氟牙膏。

② 塞牙全攻略

一分钟讲明白

塞牙，口腔医学专业术语叫食物嵌塞。

偶尔吃牛肉干、杧果、橙子、韭菜时才塞一点的一般不算塞牙，这里所说的食物嵌塞是指**顿顿饭都塞，吃啥都塞**的那种。

中青年人如果个别位置反复塞牙，**最常见的情况一般就是那个位置发生龋齿了**，有洞，还会伴随冷热刺激产生牙齿酸痛或者食物进洞时感觉刺痛，以及牙龈出血和口腔异味。后边这两条也是塞牙带来的次生危害。

所以出现了个别位置的反复塞牙，一定要引起重视。这是牙齿局部有破损的表现，要及时找口腔医生止损，去的时候挂口腔医院牙体牙髓科。如果塞牙不解决的话，食物和细菌就容易在洞里大量积存，把牙洞腐蚀得越来越大，使之能装更多的食物残渣和细菌，并且越来越不容易掏干净，用牙线也不好使。之后，牙洞会变深，变大，牙齿会烂到牙神经，甚至导致无法修复，必须拔牙。

还有一种塞牙，常见于年纪大一些的患者，是那种**左右两侧多个位置的反复食物嵌塞**。这时往往就不是由于牙齿有破损，而是由于之前有过牙周炎，牙龈萎缩了，使得本来牙与牙之间被牙龈填满的三角形间隙透风了，从而导致食物残渣不是从咬合面嵌进去的，而是从侧面滑进去的。我们称为水平食物嵌塞。

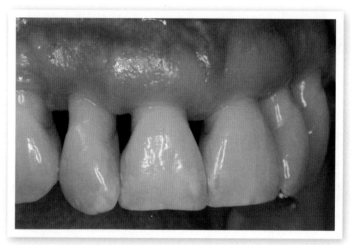

供图人：Christel Lindahl 口腔卫生士

这该怎么办

龋齿引发的塞牙，一般还是好处理的。需要妥善清理牙洞，恢复牙的外形。重点是要恢复牙和牙之间那种彼此紧挨的位置关系，也就是说虽然牙齿都是独立的，但能把吃的东西挡住，我们叫邻接触，这样就不会塞牙了。如果洞虽然补上了，但还会塞牙，说明这个邻接触没有恢复好，牙和牙之间还有缝隙。

这个问题在更有经验的医生和更好的器械的帮助下，绝大多数都是可以解决的。

老年人的那种水平食物嵌塞能补吗？通常不能。在这个位置补牙，很容易刺激牙龈，反倒加剧了牙龈的局部炎症和进一步萎缩。对此，要学会和牙缝和解。

所以，大家要好好刷牙、定期洗牙，尽量别让牙周炎发展到这个程度；真到了这个程度，我们就加强对这个位置的清洁，保持这些缝隙的通透，这样才能防止牙龈的进一步萎缩。

不能这么办

患者朋友容易有一个朴素的想法：何必留着牙缝呢？口腔医生不是有补牙的胶吗？把两颗牙，甚至所有的牙都连在一起不就不塞牙了吗？的确，有一些上学时没好好听讲的医生也是这么认为的。**直接用树脂就把俩牙粘在一起，妄图用这样的方式解决塞牙，是不行的。**

因为牙齿看似牢固，但都还有一点点的生理动度，也就是说，在咀嚼的过程中，牙齿是在用肉眼难以察觉的幅度轻轻摇晃的。这使得我们的牙齿可以承受更大的力量。特别高的楼，特别长的桥，也都有这个特点，宁弯不折嘛。由于牙齿的形态不规则，吃饭时嚼东西的动作也非常灵活，所以**每颗牙齿受到的力都各有各的方向，很难整齐划一。**如果硬用树脂把牙齿粘在一起，很快会发生的事就是两颗牙受到相反方向的力的作用，导致连接它们的树脂开胶、松动。

所以，不能图省事。牙就得一颗一颗地补，补完还得是一颗一颗的。检验的方法就是补完牙以后牙线还能下得去，但有一定阻力，这就是刚刚好。

3 瓜子豁用补吗

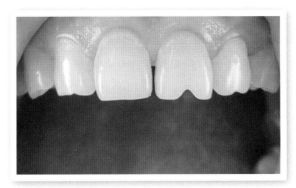

供图人：@许桐楷

一分钟讲明白

瓜子豁，就是由于长期大量用门牙嗑瓜子磨出来的门牙缺损，很有特征性，正好可以放下一粒葵花子。

这在我的东北老家还挺常见的，有两个原因：一是东北三省是种植葵花子历史悠久的地区；二是东北的寒冬漫长，大家在炕上聊天、取暖时，对零食有着强大的需求。虽说牙釉质是世界上最坚硬的物质之一，但再硬的牙齿也经不起千万颗瓜子的伤害。

有一些朋友对于这种缺损不以为意，甚至还觉得这有利于嗑瓜子，不打滑。但更多的朋友其实还是想恢复一个完美的门牙状态的。

这该怎么办

在这个部位补牙还是有一点小小的难度，因为这不是一个洞，我们的补牙材料没办法填进去卡住，只能是借助补牙树脂和牙齿的粘接力来实现补缺。

我在全国多个地区给口腔科医生们进行培训的时候，很多医生都宁愿补一个后牙的大窟窿，也不爱补这个小豁口，因为这里补完了容易掉。但好在这个部位的补牙，只要掌握了一些技术，对牙面进行妥善的处理，也是可以补得很结实的，至少患者吃苹果、啃鸡翅没有问题。而且基本上只需要缺多少补多少，不太需要额外磨掉健康的牙体组织。当然，有时我们也会为了达到一个更好的效果，多少磨掉一点牙齿，但也就一点，不打麻药也不会疼的那种。我见过这个位置补了二三十年都还

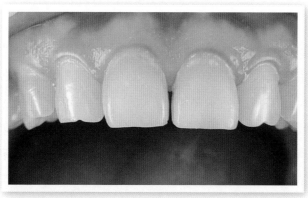

供图人：@许桐楷

完好的案例。我个人也会至少给患者一个五年的保修期，因为我对这个位置的粘接真的很有信心。

细节出好牙

那么有人可能会问：许大夫你有瓜子龋吗？我还真没有，因为我吃瓜子的时候都是用后槽牙嗑第一下，然后再用门牙的。

记住吃瓜子的护牙细节：先用大槽牙咬第一下，咬开瓜子，再用门牙。这样就能很好地预防瓜子龋。

4 门牙断了怎么办

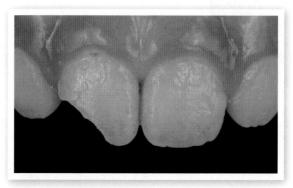

供图人：@温州牙医张超旺

一分钟讲明白

现在牙医们对于不太大的牙齿缺损，已经有了比较成熟的解决方案。不管是瓜子磨的，还是小石子硌的，都能补。但如果更倒霉一点的情况呢？比如牙齿撞断了 1/3，甚至 1/2，对于高手来说也能补，或者更直接一点，可以做瓷贴面或全瓷冠。

如果牙齿断了呢？折断的那一半还能找到的话，那就泡在水瓶子里来找口腔科医生。牙医们既然能把不属于身体的树脂和瓷牢牢地粘在牙齿上，为什么就不能让本来就是一体的断牙"破镜重圆"呢？毕竟补牙材料再好也是人造的，还不能完美再现天然牙的所有特征，而且如果能把断片粘回去，从外观上看往往也是最自然的。

当然牙医们也不是万能的，什么都能粘。断牙再接时，要求折断处位于牙龈以上，也就是说没有折到牙床里，且断掉的那一块不大不小。因为太大了确实粘不住，太小的又不好操作也意义不大。断片也最好是一整块，别太碎。这就还能严丝合缝地拼回去。

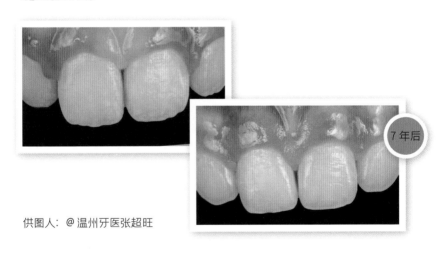

7年后

供图人：@温州牙医张超旺

这该怎么办

牙医首先会评估牙齿的受伤情况，毕竟能把那么硬的牙齿撞断，力量一定小不了，所以要拍片看看牙根有没有受损，牙齿周围的骨头有没有骨折，牙龈有没有撕裂。

然后要重点看看露神经了没有。牙神经原本被保护在牙齿里，牙齿断下来的块大了，牙神经也就露出来了。牙神经露出来了就意味着很可能被外界的细菌感染了，就要有针对性地处理：可能是直接盖上点保护牙神经的药，这叫直接盖髓；也可能是把表层受污染的牙髓去除，保留内部还相对健康的牙髓，这叫活髓切断；还可能是摘除牙髓，预防进一步的感染，也就是根管治疗。

当然，**上述这些操作都会打麻药的，不疼**。牙神经处理好了以后就可以考虑恢复外形了。这一操作主要是用树脂把牙齿重新粘接在一起，过些日子复查就可以了。

5 后牙有洞怎么办

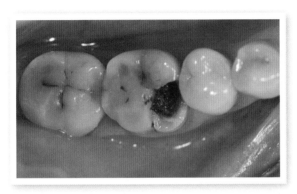

供图人：@天津牙医吕春阳

一分钟讲明白

这是口腔科最常见的问题之一。

后牙有洞，通常要么是自己发现的，要么是口腔科医生发现的。

自己发现的一般是通过以下几种途径：照镜子发现后牙黑了一块；某个位置开始反复塞牙、喝凉水疼；总觉得某个牙缝里有异味儿。

医生发现的要么是特别小，要么就是特别隐蔽。特别小的我们主要靠探针去钩，能卡住就说明比较深了；特别隐蔽的，我们主要靠经验和 X 光片。

危害须知

牙齿破损也就意味着局部失去了咀嚼功能，而且有洞会使得牙齿对于内部牙髓的保护不再周全，冷热酸甜都有可能会刺激牙神经。还有一点大家容易忽略，就是牙洞为细菌的繁殖提供了环境。

细菌繁殖的坏处多多：向内影响牙神经，终有一日牙齿会疼到让你怀疑人生；向外播散毒素，伤害牙龈。有不少局部的牙龈出血是由牙缝处的龋齿导致的，而且在这个过程中，患处还会不时地散发臭气，导致口臭。

这该怎么办

牙洞是病，得治。

牙齿一旦因为各种原因发生了破损，是不能自己愈合的，所以牙齿上的龋洞如果不管它，只会在细菌和磨损的作用下越来越大，自己是不会变小的。

医生一般是如何修补牙洞的呢？

分三步：清理—涂胶—填洞。

牙洞里边或多或少都会有一些细菌、食物残渣和因腐蚀而变质的部分，得先把这些清理干净，否则一是恶心，二是补牙的材料容易粘不住。

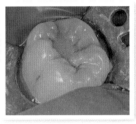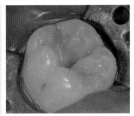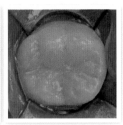

供图人：@嘉兴牙医刘靖晋

接下来是涂胶。涂胶这一步非常关键，在一定程度上决定了补牙材料的牢固程度和寿命。这个步骤中，患者可能会闻到一点点味道。这个是胶水里的溶剂挥发的味道。请大家放心，正规医院的此类胶水都是经过严格检测的，对人体无毒无害（患者就闻这一下，牙医可是天天闻）。

然后是填洞，也就是用人工材料修复牙齿的外形。现在最常用的修复材料就是复合树脂，它跟牙齿的颜色很接近。它本来是软的，橡皮泥质感，我们把它填充到已经涂过胶水的牙洞里，然后整理它的形状，让它尽量跟牙齿的其他部位相协调。这一步骤中，我们牙医的工作有点像雕塑家。等到这个形状我们满意了，会用一个发蓝光的机器照一下，树脂就会迅速变硬。由于这个过程过于神奇，所以很多朋友会担心那个蓝光是不是有危害。在此声明一下，**现在很多牙医使用的光固化灯所发出的那个蓝光就是名副其实的蓝色可见光，只是比较亮而已。**这个亮度代表光线中蕴含着能量，这个能量可以激发树脂内部发生化学反应，使树脂变得坚固，所以我们使用的树脂还叫"光固化树脂"。这个蓝光除了不能用眼睛直视以外，它不会对身体造成任何影响。所以，如果口腔科医生觉得会晃到你的眼睛，会让你闭上眼睛。

多数情况下，补牙这个过程快就几分钟，慢也就十几二十分钟。在这个过程中，患者需要做的就是张开嘴，始终张着别动，舌头也别舔来舔去。涂胶和填洞这两个关键步骤都怕水，所以我们会在牙齿旁边塞上一些干棉球，甚至索性就用胶皮布把需要补的这颗牙隔开，目的就是避免口腔内的唾液对粘接效果造成不好的影响。

热门问题

一些患者有过一些不太好的治疗经历，他们常说："我补完没过多久就又坏了、掉了，还得再补，再补的时候还得再磨牙。这样反反复复我的牙齿岂不是就没有了？"

这个担心其实没必要。第一，一般来说，没有经过清理的牙洞，会坏得更快；第二，如果这种树脂补牙操作得当、材料过硬，至少可以用上好几年，甚至有人用了十几二十年。如果你补过的牙齿在一两年之内就又出了问题，一方面要自我反省日常刷牙是否到位，用的是不是含氟牙膏；另一方面，可能要考虑换个口腔医院或者换个大夫。

6 牙根有沟用不用管

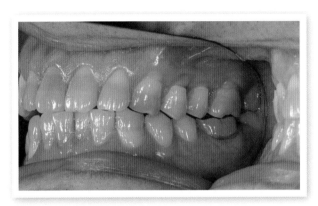

供图人：@天津牙医吕春阳

一分钟讲明白

多数牙病跟刷牙没刷干净有关系，但也有一种毛病跟刷得太干净有关，主要表现是牙齿靠近牙龈的根部位置出现横沟，而且这种横沟往往呈三角楔形，所以被称为楔状缺损，简称楔缺。很多时候楔状缺损都不只出现在某颗牙上，而是一横排都有。

为什么说这个跟"牙刷得太干净"有关呢？因为这种一横排的牙齿磨损最常见的病因是刷牙的方法不对：横刷法，拉锯式，力气太大，且刷牙时间太长，牙刷刷毛也过硬。

虽说牙齿是人体最硬的器官，但牙根处是牙釉质和牙本质的分界，属于薄弱环节。长时间拉锯式刷牙，牙齿就会被刷成这样。另外，**还有一个主要因素就是咬合不良**。如果有牙齿因为排列的原因，总是额外需要承受更大的咬合力量，就会有被"压弯了腰"的感觉。在这种反复的力的作用下，也容易加剧这个部位的缺损。

危害须知

牙齿楔状缺损会有哪些危害呢？

最常见的不舒服，就是刷牙时牙齿敏感。刷毛扫过这个位置会疼，漱口水凉了也会疼，而且往往是多颗牙甚至整排牙都疼。日常生活中也会出现牙齿敏感，连冰棍、冰西瓜都不敢咬，因为一旦食物汁水流到靠近牙根的位置牙齿就感觉酸痛。**当缺损进一步扩大的时候**，还有的朋友会出现咬东西不敢使劲的情况。因为前边也提到了，牙根这个位置是牙齿承力的一个重要区域，一旦这个位置的结构不完整了，会有损整颗牙齿承担咬合力量的能力。**更严重者，牙齿的这个区域直接磨到神经暴露。牙髓暴露，进而感染，引发牙髓炎、牙髓坏死**，那就会特别疼了。甚至有些中老年朋友的牙齿由于楔状缺损太严重，会直接拦腰折断。

所以，对于楔状缺损大家还是要引起重视。

这该怎么办

在缺损还不大时，看上去牙齿还是相对完整的，但由于这个位置的牙龈已经开始萎缩，牙齿根面暴露，并且已经发生了轻微的磨损，相应的敏感症状就会出现。在缺损不明显时，很难用树脂去修补。**在初期阶段我建议大家还是以家庭脱敏为主，也就是用点脱敏牙膏，缓解不适，另外一定要有针对性地改善刷牙方法，检查牙齿咬合状况，**避免缺损迅速地扩大。

当缺损变大时，就推荐大家去找医生修补一下了。用树脂把被磨损的牙体组织补好，重新恢复牙齿的外形，就能隔绝外界的刺激。

还有一种情况是，虽然有缺损，时间也比较久了，但居然没有什么明显的不适，刷牙不怕，凉热也不太怕。这是因为**牙釉质缺损后，暴露的神经末梢会自行退化，导致疼痛和不适都不明显。**这也算是身体的一种自我保护。这种情况下，有的患者朋友就不太想补了。但我还是建议补一下，因为此时暴露在外的已经不再是坚硬的牙釉质了，而是相对比较软的牙本质。牙本质的抗摩擦能力比牙釉质要弱得多，也就是说在同样的条件下，牙本质的磨损速度会比牙釉质快得多，缺损的进展会大大加快。所以，还是用树脂补一下的好，让树脂替牙齿承担这部分损耗。

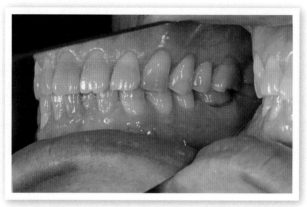

供图人：@天津牙医吕春阳

热门问题

补过这个位置的读者可能会问，是不是在这个位置补牙会更容易开胶？补上的材料是不是会不知不觉就掉了？

很不幸，这是真的。虽说这种洞看上去比较简单，洞里一般也没有什么脏东西，但这个地方确实不太容易补得牢，以至于很多针对补牙强度的研究都以楔缺来作为实验对象，因为这最能检验粘接剂的性能。当然，和所有其他问题一样，那些对理论和技术理解得更深刻的医生会有更好的结果。还是那句话，如果这个位置的补牙材料反复脱落，可以考虑换个口腔医院，或者换个主治医生试试。

第 2 章

牙齿的各种疼

1 吃甜的疼

一分钟讲明白

吃甜的疼，往往是后牙咬合面龋齿的首发不适。

后牙，也就是磨牙、槽牙，是最容易发生龋齿的牙齿，因为"天时、地利"它都占了。

所谓天时，是说下颌第一恒磨牙通常是最早萌出的恒牙，一般在我们五六岁的时候就在原有乳牙的后方长出来了，所以也叫六龄齿。这是嘴里受各种饮食洗礼最久的牙齿，而且在它刚长出来那会儿，孩子也还不太懂事，刷牙的效果往往比较有限。所以用到我们二十几岁时，它其实已经是一颗服役二十几年的"老牙"了。

所谓地利，是指磨牙的咬合面为了更好地磨碎食物，提高咀嚼效率，发育出了非常不规则的外形。这种外形的弊端就是形状过于崎岖，导致窝沟里容易积存食物残渣和细菌，清洁难以到位。日积月累，细菌"吃"掉糖和食物残渣的过程中会产生大量的酸，这些酸会让原本坚硬的牙齿变软、崩解，最终形成龋齿。

后牙的龋齿在早期阶段，人是没什么感觉的，只是牙面看

上去有些黑线和黑点。

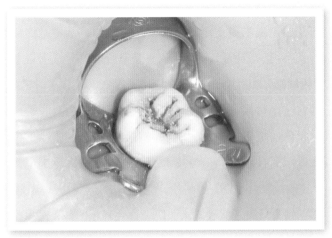

供图人：@许桐楷

这是因为龋齿是在没有神经的牙釉质里发展，但随着龋坏的进一步发展，龋齿穿透牙釉质层，就开始威胁到内部的牙本质层了。

牙本质不同于牙釉质，它富含神经末梢，细腻敏感，对于外界的各种刺激都会做出反应——疼。所以，**等龋齿发展到牙本质，就开始被大家所感知了。**

吃面包、糖果，特别是黏腻一些的巧克力时，由于这些食物本身就很容易填塞到窝沟内，又含有细菌最爱的碳水化合物，双管齐下，牙齿就会觉得不舒服了。

这该怎么办

刚开始出现吃甜食疼时，通常是短暂的，基本是疼痛刺激去除后就会消失，所以，也容易被大家所忽略，或者说与所谓的"牙齿敏感"相混淆，没有及时去医院就诊，贻误了时机。

其实这个时候去口腔科处理一下的话，问题会非常容易解决。由于牙齿坏得还不深，所以需要磨掉的牙齿很少，也基本不怎么疼。而且，对于一个技术靠谱的口腔科医生来说，洞越小，补完的效果会越好，越耐用，完全不用等"洞大一点再补"。

感觉到不舒服了就赶紧去医院，你会轻松一些，医生也会轻松一些。

细节出好牙

吃糖烂牙并不是因为糖会腐蚀牙齿，而是因为细菌很喜欢吃糖。糖会让嘴里的细菌大量繁殖，而且细菌吃了糖以后会产生酸，这个酸才是对牙齿最具威胁的。这个过程听起来挺吓人，但实际上也没那么可怕。细菌才能产生多少酸？何况我们的唾液还在帮助我们缓冲酸带来的腐蚀作用。因此，只要每天刷牙两次，别让细菌太猖狂，再配合用点培本固元的含氟牙膏，牙齿也就没那么容易得龋齿了。

2 吃酸的疼

这里说的吃酸的疼，不只是牙坏了吃酸的不舒服，而是指长期食用酸性食品会对牙齿带来损害。

口腔里的酸碱度有条警戒线——5.5。一旦 pH 值小于 5.5，口腔内的环境偏酸性了，牙齿的表面就开始溶解了。而碳酸饮料、果汁的 pH 值都在 2～3，对于牙齿来说太酸了，比醋都酸（醋的 pH 值一般在 2.8～3.8）。

但好在有唾液。我们吃了酸的食物，唾液就会大量分泌。大量分泌的唾液一方面可以参与消化各种食物；另一方面也能冲刷、中和过酸的口腔环境，让口腔重回 pH 值为 7 左右的中性偏弱碱的范围，牙齿也就安全了。但口水是有限的，"快乐水"（碳酸饮料）是无穷无尽的，所以如果不注意控制碳酸饮料的摄入量的话，牙齿将频繁且长期处于 pH 值小于 5.5 的酸性环境中。这就会造成牙齿酸蚀症。

如果牙齿发生了酸蚀，牙齿表面的釉质保护层会大面积地被破坏，发展下去会造成内部牙本质的暴露，牙齿也就开始出现冷热刺激疼、咬东西疼、吃酸的疼了。

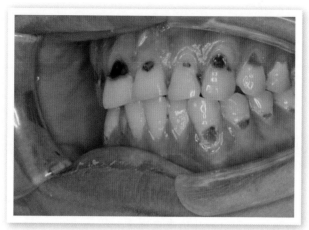

供图人：@湘雅柱子

有的时候这个酸也不是饮食造成的。比如有一种病叫食管反流，就是老百姓俗话说的"反酸水"，会让胃酸反复进到口腔里；又如一些特殊的状态，比如怀孕，容易让人恶心呕吐；再如酗酒、催吐减肥或者神经性厌食症，都容易让人"反酸水"。

这种食管反流酸的主要来源是胃酸，而且是从里向外的，此时往往受累最严重的区域就是牙齿的内侧，且后边大牙比前牙还要严重。

酸蚀症一定程度上说比龋齿还棘手，因为龋齿只会在有条件生长细菌的地方出现，而酸蚀症的伤害范围则要大得多，而且对于我们牙医来说，被酸蚀的牙齿也不太好补。

细节出好牙

酸蚀症如果严重了，治疗会非常棘手，因为牙齿到处都得修，所以咱们尽量以预防为主。

碳酸饮料、果汁，柠檬、百香果、山楂等泡的水，这些喝起来酸酸甜甜的东西都会对牙齿造成慢性腐蚀，但不是不能喝，而是不宜多喝，也不宜用这些替代白开水作为日常饮品。而且喝这些饮品的时候，建议大口喝，直接干杯，而且最好用吸管，减少液体接触牙齿的机会，喝完再顺几口清水或者漱漱口。最忌讳的喝法就是弄一大杯，放在手边，没事就嘬一口，还在嘴里细细品味，且舍不得咽。这样细水长流的喝法最容易伤牙，因为唾液根本就来不及发挥作用。口腔内的 pH 值刚开始回升，你喝一口酸水，又继续下降了。最后的结果是牙齿大面积变薄、变弱，冷热酸甜全都怕。

所以，从保护牙齿的角度，喝水、喝茶是相对好的选择。

3 吃凉的疼

一分钟讲明白

关于吃凉的疼，本小节不探讨那种整排整口牙吃凉的疼，因为那种往往是由于磨损或者牙根暴露引起的。

本节主要说说那种**位置相对固定的，一过性的吃凉的疼**：一口冰棍或者冰可乐进嘴以后，某一颗牙遇凉不适，而随着这口凉的进肚，牙齿回温，不适随即缓解。

首先建议你对照一下本书前文看看有没有可能是楔状缺损、牙龈萎缩、牙齿磨损等问题，如果可疑的话，一时半会又没有机会见到医生，那自己可以先买点脱敏牙膏试试。

如果大家用尽各种脱敏牙膏，但牙齿依旧怕凉，或者用了一个来月的脱敏牙膏，但不能停，一停还是怕凉，那就要尽快去寻求口腔医生的帮助了。因为某一颗牙比较顽固地怕疼，反复频繁发作，还有可能是有了隐蔽的龋齿，牙齿内部可能已经被蛀出大洞了。

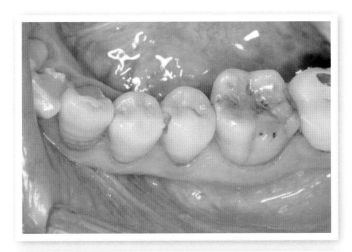

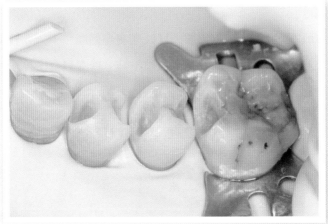

供图人：@路漫漫牙医

这该怎么办

这个时候找到口腔医生进行检查，必要时拍张 X 光片，就能对问题的原因一目了然了。而且这个时候，洞虽说不浅了，但离牙神经通常还有点距离，治疗是比较简单和安全的，跟前文提到的后牙有洞一样，用树脂修补就可以了。一次就诊，几百块钱搞定，效果也是立竿见影。

但总有朋友有侥幸心理，或者身不由己，或者缺乏这方面的知识，总之是没引起重视，没及时就医，导致了龋齿继续发展，直接感染牙神经，出现了更剧烈的牙疼。到了那个时候就比较麻烦了。

所以，出现了牙齿怕凉，可以先初步判断一下，并且试用一下脱敏牙膏。如果脱敏牙膏效果不好，或者只要一停用就马上复发，还是应该及时去看口腔医生。

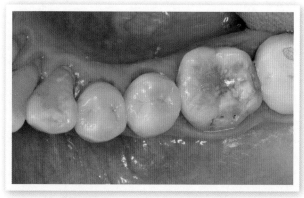

供图人：@路漫漫牙医

细节出好牙

在一些国家，脱敏牙膏的包装必须注明"如果没有医嘱，使用时间不得超过四周"。

这说明：第一，脱敏牙膏确实有效，甚至有可能会遮蔽一部分的坏牙症状，耽误大家看牙的时机；第二，如果出现了长期或者严重的怕凉情况，一定别光指望牙膏，还是得去医院看看牙，如果医生检查了，告诉你确实没龋齿，就是单纯的牙齿敏感，那就可以继续使用脱敏牙膏了。

4 吃硬的疼

一分钟讲明白

吃硬的疼有两种情况，一是每咬一口稍微硬点的，或者说但凡需要嚼一下时都会疼；二是不总疼，但只要是硌到了一个特殊的位置，就会出现短暂、尖锐的刺痛。下面分别说一下。

每咬一口硬的都疼，又分成两种，一种是**牙齿露神经的那种锐痛**（总体感觉还是牙在疼）；另一种是牙根里边的那种**胀痛**（骨头里疼）。

前者，最常见的原因还是**牙齿咬合面的磨损**，而且很可能有个别位置的牙釉质已经磨穿了，露出了里边的牙本质，所以只要有食物摩擦这个位置就会有点敏感。

后者，骨头里的疼，一般是由于**牙根周围骨头发炎**导致的。

骨头为啥会发炎？因为某些原因（最常见的是龋齿），病菌不但感染了牙神经，还顺着牙神经长驱直入，到达了牙根尖，我们称之为**根尖周炎**。这个时候，在病菌的侵袭下，其实牙神经已经坏死了，所以你并不会感到那种"露神经"的锐痛。现在之所以疼，特别是咬东西的时候疼痛加剧，是因为感染发生在牙根以外了，在这里形成脓液，产生压力，造成不适，并且在牙齿咀嚼的过程中，由于咬合力量被牙齿向下传导，这里的压力进一步增大，从而导致更强烈的胀痛。

再说说"咬到特定位置"才会疼一下的情况。这种在临床上并不少见，而且病变往往比较隐蔽，需要一点经验才能甄别出来。通常粗略一看，这种牙齿是没有什么问题，白白净净，没有洞也没有烂。这个时候我会用一根专用的小塑料棍，让患者一个牙尖一个牙尖地试，看看能不能把那种不舒服引发出来。

如果在某一颗牙的某一个牙尖处发生了这种疼痛，再仔细观察一下牙尖周围，往往会发现一道若隐若现的裂纹。这个裂纹还不是那种已经裂开的缝隙，而像裂而未碎的钢化玻璃，或者像汝窑瓷器表面的开片，我们称之为牙隐裂。这种裂纹在牙齿上并不少见，因为牙釉质虽然又硬又耐磨，但同时也比较脆，跟玻璃类似，所以可能会出现这样的裂纹。如果裂纹只是在釉质层内，牙釉质内又没有牙神经，不会引起什么不适，也不用处理。但如果这个裂纹由于某些原因继续向内深入，就会到达牙本质层。然而这个裂纹仅仅是裂了，但还没形成缝隙，所以牙本质也没有受到什么外界刺激，也不会有感觉。不过如果这时牙齿受到了一个特定角度的咬合力，在这个咬合力的作用下，隐裂纹有被撑开的趋势，那么在这一瞬间，就会有一股刺痛，刺痛过后，随着咬合力量变小，隐裂纹又重新并拢，刺痛就会消失。

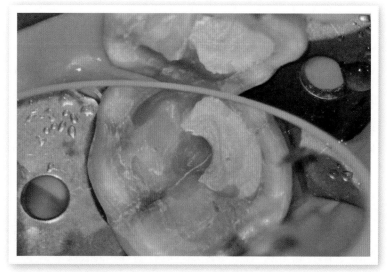

供图人：@湘雅柱子

这该怎么办

　　牙齿咬合面的磨损引起的尖锐疼痛，处理方法也比较简单：轻症用脱敏牙膏就可以缓解，比较严重的可以去找口腔医生把磨损的位置稍微补一些树脂。这样一方面可以隔绝刺激，另一方面也能防止进一步磨损的发生。

　　应对牙根里边的那种胀痛，即骨头里边疼时：一是要把脓液排出去；二是要控制牙齿里的感染，避免产生新的脓液。要想实现这两个目标，那就得做根管治疗了。总之是比补牙麻烦，还更遭罪，当然这也是更贵的治疗。

　　牙隐裂引起的咬东西疼，在裂纹还不是很深的时候，及时处理可以避免它彻底裂开。处理方式以局部树脂粘接、高嵌体修复或者牙冠修复为主。

5 超级剧烈的牙疼

这种牙的故事

这种牙的故事一般是这样的：

本来吃牛肉、韭菜、杧果时，牙齿都是毫无压力的，然而突然从某一天开始，某一个牙缝开始塞牙了。开始还是偶尔塞，吃富含纤维的食物时才塞，后来发展成顿顿饭都塞，吃米饭都塞，甚至已经感觉到了牙齿上有个洞！

但你觉得看牙太麻烦、太可怕、太昂贵了，这不过是区区塞牙，对生活质量影响不大，还能克服；然而后来不光是塞牙，塞进去的那一下还会有点疼了；又过了一阵，即便在你小心翼翼的"呵护"之下，这颗牙还是变得更加严重了，早晚刷牙漱口的水但凡凉一点，都会"滋儿"地疼一下；暑去冬来，从你发现塞牙到现在，已经半年有余，现在已经开始偶尔隐隐约约地待着没事都有点不舒服了。

于是，你终于决定去见医生一面，但突然发现医生两周以后才有空见你。就在这两周中的某一天晚上，你终于领悟到了那句"牙疼不是病，疼起来真要命"。牙疼毫无预兆地一波波袭来，异常剧烈，使你分不清到底是哪颗牙在疼，也分不清是上牙疼还是下牙疼，只觉得半个头都疼。我见过太多的人遭受这种痛苦了，有表情管理失控的，有哭的，有走不动路的，有直不起腰的……

你翻箱倒柜找出了止疼药和抗生素，吃了也并不管用。只好连夜打车去口腔医院急诊（如果你所在的城市有的话）。在经过了一两个小时的等待后，医生给你打了麻药，处理了一下，你才算"又活过来"。但这并不是治疗的结果，只是刚刚开始，后续你还需要跑好几次医院，才能让这颗牙彻底不疼，并且重新恢复形态和功能。

这就是**牙髓炎的急性发作**。

病菌通过牙洞一点一点向内侵蚀，终于到了牙髓，也就是俗称的牙神经。牙髓在受到病菌侵害后，第一反应是从血液中调集更多的免疫细胞来对抗病菌，这就造成了**牙髓充血**。要知道，牙齿内部的空间，也就是牙髓所在的空腔，并不大，随着血液的急剧涌入，**这个狭小空间里的压力迅速上升，且开始蹂躏牙神经，最终导致剧烈的、难以缓解的疼痛**。

这该怎么办

牙髓炎的急性发作远比胳膊、腿上撞一下或者划个口子疼得多，因为牙神经是脑神经的分支，所以这种疼是最为直接和猛烈的。一些影视作品就有用折磨人的牙齿来摧毁他人意志的桥段。而且由于疼痛程度非常高，神经中的电信号就会很强烈，会连带周围的神经一起受影响，导致疼痛无法定位，半边脸都跟着疼。对，半边。

这时要想止痛，靠吃止疼药的作用已经比较有限了，吃抗生素就更是缘木求鱼，根本不对症。**唯一有效的方法就是根管治疗，也就是俗称的杀神经（或者拔牙）。**

在麻醉后，把牙齿钻开，让牙髓中的高压得到释放，并且将病变的牙髓彻底清理出去，就可以缓解疼痛了。

也许你会问，可不可以只钻开一下，把压力释放了，然后把牙髓保留下来呢？很遗憾，不可以。一般疼到这个程度的牙髓，内部已经出现了严重的问题。因为牙髓也是神经的一部分，神经一旦出现损伤，自我愈合的可能是非常小的，坏死基本是它唯一的出路。

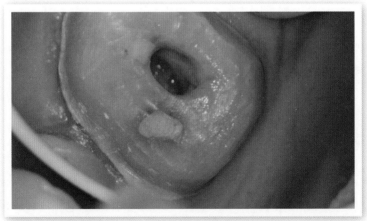

供图人：@湘雅柱子

那你可能又会问，我不管它了，就让它坏死在牙里边行不行？也不行。坏死的牙髓会变成病菌繁殖的温床。病菌在这里大量增殖以后会通过多种方式造成周围组织乃至全身的感染，后果更加严重。

所以，最好别因为拖延症或者讳疾忌医，把牙病耽误到这种程度。有了迹象早点去找口腔医生，别等牙齿疼了才去看。牙一旦疼起来，就晚了。

6 牙床疼

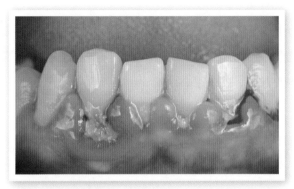

供图人: @ 牙周种植医生张海东

一分钟讲明白

牙床,我们的术语叫牙龈,是牙周组织的一部分。如果说牙齿是小树,牙周组织是土壤,那牙龈就是地表这一层草坪。可以说牙龈的状态直接反映了下方土地的情况,也关乎我们这二十几棵小树的存亡。

牙周炎、牙周病这样的名词,这几年想必大家已经不太陌生了。最近一次全国口腔流行病学调查显示,我国有差不多九成的成年人有着不同程度的牙周疾病。牙周疾病也是中老年朋友牙齿脱落的主要原因之一。

但可能很少有人日常没事就觉得自己的牙床难受。不幸中的万幸，牙周病普遍都是慢性的，进展也相对缓慢，它只是偷偷地搞破坏。所以**牙床疼痛相对来说并不算太常见。就像我说的，牙龈（草坪）反映着牙周组织（土地）的情况，一般只有在急性感染或炎症的情况下，牙龈才会有比较明显的疼痛。**

感染、炎症的原因也是多种多样：最近牙刷得特别不认真、吃饭不小心烫了一下、鱼刺扎了一下、牙缝里塞牙塞狠了……或者身体状态不好、免疫系统紊乱，使得口腔中原本能够被压制的小病菌失去了控制，原本兢兢业业的免疫细胞突然敌我不分，攻击了"自己人"……**这些都有可能造成牙龈感染、炎症、充血、糜烂、溃疡等一系列症状，导致牙龈肿、爱出血、一碰就疼。**

当然，也有一些朋友认为这跟一些特定的饮食相关，比如吃了荔枝、牛羊肉等，说这是"上火"或是"热气"。但从我们口腔医学的理论体系上来说，那些食物主要还是有利于口腔病菌的繁殖，以这样的方式增加了牙龈炎症的可能性，并不是核心原因。

这该怎么办

一旦出现了这种局面，大家首先就是要再努力分辨一下：**到底是牙床疼还是牙疼。**如果有条件还是找口腔医生看一下，能够更容易找到病因，也就更容易康复，而且有一些急性炎症还真是需要及时救治的。

在见到医生前大家也可以在家里适当地开展自救。

首先就是反思自己近日的作息是不是出现了较大变化。搞好大环境，才是康复的基础。

然后要格外认真地进行口腔清洁，适当延长刷牙的时间，更加面面俱到地刷牙。原来偷懒不用牙线或者冲牙器，这几天最好用上。

但牙龈疼，对于刷牙有个不利之处，就是已经破了的地方刷起来太疼，而且就算你能忍住疼，在创面上用力刷牙的话也有可能会让这个位置伤得更重。但又不能不清洁，本身已经是溃疡面，再发生感染的话，就好得更慢了。

对此，有三个办法：

第一，市面有一种专门用于口腔手术术后的超软毛牙刷。它的刷毛非常细软，能在尽量不扩大损伤的前提下搞好清洁。

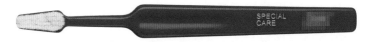

供图人：@许桐楷

第二，市售的大品牌漱口水，里边多少都含有一些抗菌成分，在特殊阶段可以借助它们来帮助清洁创面，但记得要选无酒精配方的，否则会有点往伤口上撒盐的感觉。

第三，如果软毛牙刷和大品牌漱口水家里都没有，快递一时半会也到不了的话，可以自己在厨房配点淡盐水。淡盐水算是历史最悠久的杀菌配方之一了。每天用淡盐水漱几次口，也会有帮助。

第 3 章

牙齿的各种丑

① 〈 个别牙黑

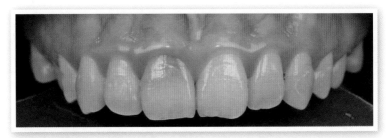

供图人：@牙医刘中宁

一分钟讲明白

此处说的是"个别牙"黑，不是说牙上有某个部位黑，而是那种门牙中的一颗，虽然好像没有虫牙，没有牙洞，但整体的颜色就是比旁边的"同胞"们深。

要知道，如果没有特殊原因，牙齿一般都和跟它左右对称的那一颗长得比较像，不管是形态还是颜色。牙齿的颜色差异在我们口腔医生眼中还是比较明显的，也比较有特征性，一般是棕黑色或棕红色的，我们称为"死髓变色牙"。顾名思义，就是这颗牙之所以变了颜色，是因为牙髓死了。

没洞没坏的，好好的一颗牙，怎么就死了呢？这种情况下如果详细询问患者朋友，都会发掘到两个字：**外伤**。可能是走路不小心撞玻璃门上了，可能是抱孩子的时候被孩子的头给撞了，也可能就是摔了。当时疼了一下，但过几天你也觉得没什么大碍了。然而由于门牙的位置相对靠前，承受了主要的撞击力量，虽然没有把它撞断或者撞松，但它晃了一下，这一下可能就把从牙根向牙髓供血的毛细血管给拉扯断了。牙髓自此失去了来自身体的养分，就慢慢坏死了。由于在这个过程中，没有细菌的入侵，所以是一种无菌性的坏死，造成的不良感受就相对温和很多，很多人都不会在意。

牙髓死了，为什么牙齿就变色了呢？因为牙髓组织，特别是其中的血细胞，在坏死的过程中也都分崩离析了，其中的色素成分也就大量析出并从内部渗透到了牙齿中，造成了牙齿的染色。所以，严格来讲，并不是牙髓坏死直接导致了牙齿变色，而是坏死以后的牙髓没有被清理，进而造成了牙齿染色。

大家可以再进一步思考一下，如果一颗牙做了根管治疗，也一定会变色吗？不一定。虽然做过根管治疗的牙齿肯定是死髓牙了，但牙髓组织在根管治疗的过程中应该都被清理出去了，牙医还会使用大量有氧化性的消毒液去冲洗根管内部。所以如果运气好的话，做了根管治疗的牙齿也不会很快变色。

这该怎么办

那么对于死髓变色我们有什么办法吗？当然有，而且还挺巧妙。

首先，要给有旧伤的死髓牙做根管治疗。因为我们要把牙髓的尸体清理干净，避免由此导致进一步的感染。

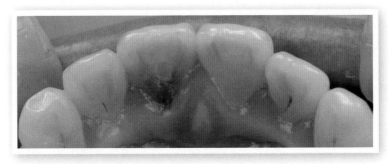

供图人：@牙医刘中宁

根管治疗完成后，并不需要着急把牙补好，而是要做**内漂白**。内漂白就是利用根管治疗过程中所形成的通道，将一些漂白剂直接放到牙齿的内部，依靠漂白剂的强氧化性，将渗透到牙齿内部的色素分解掉，真正做到从内而外的焕白。这通常需要根据牙齿染色的严重程度，给牙齿换药 1～3 次，每次间隔几天。多数情况下，这种治疗可以在不额外损伤任何牙体组织的情况下，让死髓牙恢复原来的颜色，既微创又经济。

但这种方法也不是没有缺点。由于一些我们现在还不完全了解的原因，色素在被漂白剂分解以后，还是有一定的概率会重新出现。根据医生们的观察，这种反弹一般发生在治疗完成两年以后。当然，这个反弹并不是一定会发生，多数牙齿的颜色可以一直保持下去。

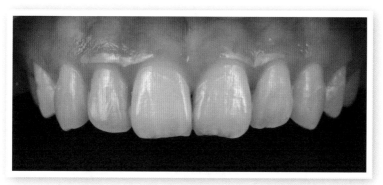

供图人：@牙医刘中宁

如果反弹发生了，或者说由于一些原因，做内漂白的时候疗效不够理想，我们还可以采取常规手段来恢复牙齿的颜色：做牙冠或者瓷贴面。简单来说就是把牙齿磨掉一层，然后用一层好看的陶瓷把坏牙罩上。

② 整体牙黄

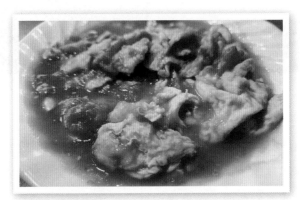

供图人：@许桐楷

一分钟讲明白

一般的牙黄不算是病，因为牙本身就是带点黄色的。不过现在的主流审美就是以牙白为美。有人说"一白遮百丑，牙黄毁所有"，可能就是因为多数人的牙天生就不是白的，物以稀为贵，激起了大家对白色的追求。

但这种美，也一定要建立在健康的基础之上，否则再好看的牙也是空中楼阁、昙花一现，所以大家在选择牙齿美白方案时一定要认真权衡利弊。

这该怎么办

我们先来说说怎么能把那种健康的黄牙变白。

健康的黄牙，指的是那种天生的，除了黄挑不出别的什么毛病的牙。这种牙不是氟斑牙，不是四环素牙，不是虫牙，也不是脱矿腐蚀的牙。

美白的第一步：先去洗个牙。 先把牙齿上的大块牙结石、色素弄干净，把本来的颜色露出来。

洗牙在此还有两个目的：第一是恢复牙龈的健康。 众所周知，不健康的牙床会肿会红会流血，这本身就是不好看的。而且牙龈反复流血，也是牙齿变黄的原因之一。血的染色能力也是很强的。所以，在牙齿美白之前，牙龈健康是前提。**第二是培养良好的口腔卫生习惯。** 过去能有那么多的茶渍、烟渍、色素、牙结石、菌斑附着在牙面上，影响观瞻，一方面是因为日积月累，另一方面也是因为口腔卫生习惯不好或者口腔清洁方法不当。所以我们先要在美白前把这个问题解决，否则美白的效果也会大打折扣。

说了这么半天，到底该怎么把健康黄变白？我要推荐的是**牙齿漂白。**

漂白就是利用漂白剂的氧化性来分解色素，达到增白的效果。 牙齿漂白有三种常见的方式：专业家庭漂白、诊室漂白和非专业漂白。具体方法详见本书的"牙齿漂白"部分。

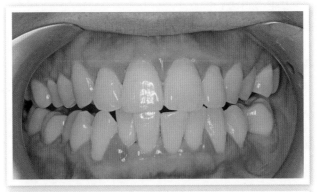

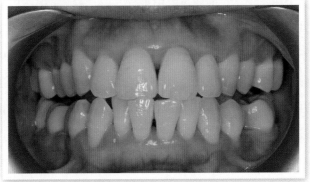

供图人：@ 牙周治病君

③ 牙上有花纹

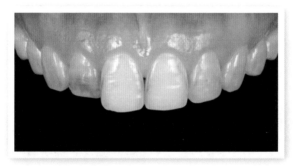

供图人：@温州牙医张超旺

一分钟讲明白

好看的牙齿应该像上等的和田玉一样洁白无瑕，有了斑纹就会有损整体美观。

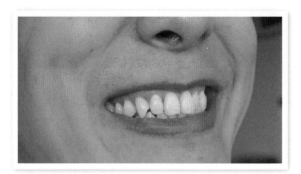

供图人：@许桐楷

牙齿的斑纹可能是牙齿在发育过程中受到了一些影响，比如当地饮水中的氟超标，牙齿就会呈现出本节标题图那样的花纹。

因为感冒发烧之类的疾病不慎服用了影响牙齿发育的药物，牙齿也会呈现出特征性的颜色、质地甚至表面形态的改变。

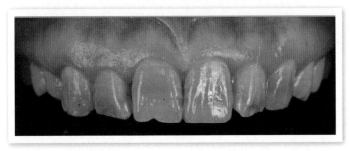

供图人：@牙医刘中宁

也有人因为不好好刷牙；爱喝碳酸饮料，以至于门牙正面也出现了比较广泛的脱矿……或者就是多种问题共同作用，导致牙上产生花纹。

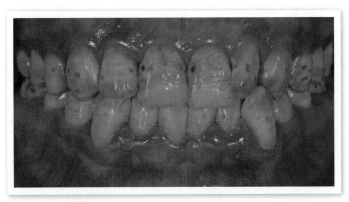

供图人：@许桐楷

　　漂白能不能把牙齿上的这些花纹漂掉呢？如果花纹颜色比较浅，运气足够好的话，是可以通过漂白消除的，但这种情况并不多见。多数情况是花纹虽然会变淡一些，但看上去牙齿还是花的，而且有龋齿或者比较严重的发育异常的牙齿，往往还伴有表面缺损，坑坑洼洼，只是白一点依然不能满足朋友们对美的追求。

　　这时候要想牙齿变好看，就不能光考虑颜色了，还要考虑形态。牙医有三种办法。

　　第一，如果异常的面积比较小，且其他方面没有什么大的瑕疵，那么我们可以用类似补牙的方法来处理，把局部变色的那一小块磨掉，然后用颜色比较匹配的树脂把这里填上。

　　技术好一些的医生可以做到天衣无缝，不但美观，也很结实。那你可能会想了，反正都是要填上一块，直接弄不行吗？为啥还要先磨一点？这是因为磨一点补一点，才能保证补完的牙还跟原来一样大；不少变色的地方里边有病菌和变质的牙体组织，清除干净才能确保这里不再继续腐烂；我们补上去的树脂材料，为了好看，充分模拟了牙齿的半透明质感，所以如果下边不磨成正常颜色，补上也盖不住下边的颜色。

　　第二，如果需要改善的面积比较大，而且对于最终的效果要求比较高，我们还可以采用瓷贴面技术。

　　跟补牙同样道理，瓷贴面也要磨掉一薄层的牙体。磨掉零点几毫米的牙釉质，再做零点几毫米厚的瓷贴面，然后用类似补牙树脂的材料粘在牙面上。因为这种技术磨牙的量很少，磨过的位置也仍然还有牙釉质存在，而我们口腔医学界目前在瓷片粘贴的技术和材料方面已经登峰造极了，可以粘得非常结实，终身不会脱落。所以针对氟斑牙，牙釉质发育不好的，我们把表面有黄纹的、粗糙的牙釉质磨掉一层，粘上一层晶莹剔透的全瓷贴面，可以实现"再造"牙釉质的效果。瓷贴面是现在牙齿美容的重要技术手段，对于牙齿的颜色形态都有很好的改善能力。但它也不是无所不能，如果牙齿除了颜色形态，还有排列的问题，那就超出了瓷贴面的"营业范围"，就得先靠牙齿矫正排齐牙齿，然后再做贴面。再如牙齿的颜色特别深时，由于瓷贴面比较薄，可能会无法完全遮蔽下方的颜色；还有的牙齿如果缺损或腐蚀已经很严重了，牙面上的牙釉质已经没有多少了，那瓷贴面就粘不住了，也不太合适。

第三，如果牙齿烂得很厉害了，或者是由于外伤都撞断了，就要靠我们的全瓷冠了。

全瓷冠是比瓷贴面更经典的修复方式，是口腔医生更早掌握的"美容密码"。简单来说，全瓷冠修复就是把牙齿外表面均匀磨掉一层，然后做一个瓷罩子把牙整个罩上。它的优势在于：即便是牙齿烂到只有表面的一点点了，也能化腐朽为神奇；即便是颜色很晦暗的四环素牙，也能让它们亮白如新，重现完美。

但这种修复方式也有其硬伤。为了能套住牙齿，所以不管牙齿坏了多少，哪怕只坏了一小部分，为了做牙冠，我们也要把整颗牙都磨小。而这种情况不同于瓷贴面，简单来讲，我们

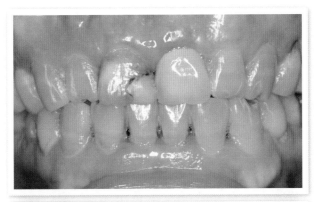

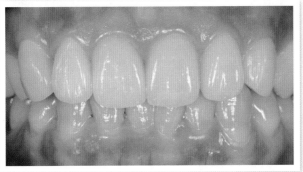

供图人：@牙医张振生

粘牙冠还粘不到贴面那么结实，所以虽然做过牙冠的牙齿从外观上看已经很完美了，但从健康的角度和结实程度上来说，它都不完整了。做过牙冠的牙齿，如果运气好一点，小心一点，可以一直用；运气差的，还是有可能出现脱落、折断、发炎等各种情况。

所以，**不建议大家单单为了美观而选择磨掉多颗健康牙体制作全瓷冠**。全瓷冠是我们修复牙体缺损的终极手段，不到万不得已不轻易动用。

④ 牙不齐怎么办

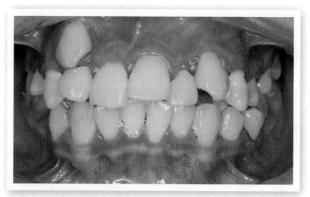

供图人：北大口腔王雪东医生

一分钟讲明白

　　成熟的牙齿矫正技术，使人们对于一口整齐牙齿的追求得以实现。牙齿矫正的效果特别好时，堪比"换头"。

　　我们的牙根都是埋在牙槽骨里，而牙槽骨有一个不同于其他部位骨骼的特性：它是一块可以不断生长、改建的骨头。简单来说，如果我们给牙齿一个持续的力量，那么牙根就会向同样的方向压迫牙槽骨，这一侧的牙槽骨就会发生吸收，而在另一侧则会相应地新生骨头，这样牙齿就可以在骨头里慢慢地改变自己的位置。口腔医生利用这样的原理来调整原本并不协调的牙齿位置，让牙齿各就各位，进而拥有更好的美观和功能。

正畸的最佳时机

所以，牙齿矫正是我们利用牙齿和骨骼的自身特性而对牙齿进行的一种"拨乱反正"。一般来说，**进行矫正治疗的黄金年龄是刚刚把乳牙都换掉的年纪，差不多十一二岁**。这时，乳牙已经全部脱落，恒牙也基本就位，而颌面部的发育还在进行中，如果在这时候通过矫正进行牙齿和骨骼的引导，会有事半功倍的效果。所以我们最常见到做矫正的患者，是小学生和初中生。**还有一种情况，应该更早带孩子去咨询正畸医生，那就**

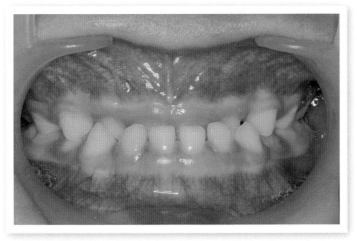

供图人：@牙医lina

是老百姓讲的"地包天"。"地包天"就是下牙包在了上牙外边，下巴相对前突。如果观察到孩子有这种现象，不管是整排牙都这样还是个别几颗牙这样，在孩子六七岁时，门牙换了恒牙以后，就应该去找口腔正畸医生检查评估一下，看看是不是要更早地开始干预治疗。

年纪大了还能正畸吗

那如果错过了那个年龄还能矫正吗？当然也可以。牙齿矫正没有年龄限制，只要牙齿和牙龈是健康的，没有严重的牙周病，那么就是可以接受矫正治疗的。二三十岁或者三四十岁的你，在医生看来，跟十八岁也没有什么太大区别，都是成年人。而且现在还有不少五六十岁的中老年朋友，也开始接受矫正治疗。一是圆自己一个梦，二是牙齿排齐了，对于口腔功能和卫

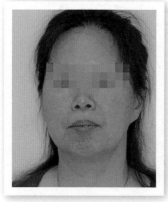
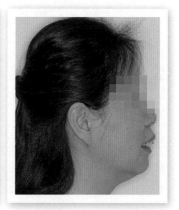

供图人：@ 牙医 lina

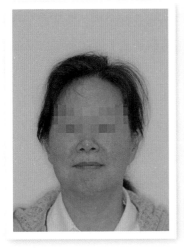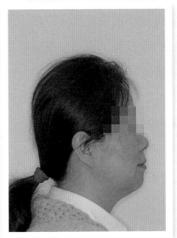

供图人：@ 牙医 lina

生状况的改善都有相当多的好处。还是那句话，**年龄不是问题，只要牙周健康就可以。**

正畸会让牙齿松动脱落吗

我听到最多的关于正畸"后遗症"的顾虑，就是担心做过矫正以后牙齿会更容易掉。

正规的矫正治疗，其实是给牙齿慢慢搬了个家，牙还是那颗牙，骨头也还是那块骨头，**牙齿在新的位置可以同样长得很牢固。**

矫正治疗也不是什么新技术了。医学界的追踪调查显示，过去做过矫正并不会导致未来的牙齿更差。相反，排列不齐的牙齿是日常很难刷干净的，更容易患各种牙病，而牙齿一旦通过治疗排齐了以后，很多口腔卫生问题就会迎刃而解，从而极好地实现了防病于未然。

总结一下：解决牙齿排列的问题，最好的方法是牙齿矫正，**最好的时机是十一二岁，第二好的时机是现在!**

5 满口烂牙该怎么开始

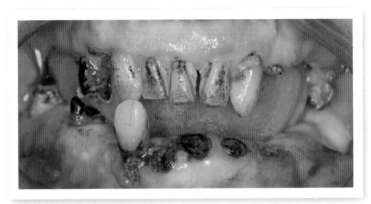

供图人：@牙周种植医生张海东

这该怎么办

满口烂牙，无从下手，心急如焚。这时候可以这样考虑：

如果你已经缺牙了，或者有那种你自己都很确定需要拔掉的牙，那就先看修复科。因为你的治疗最终目的是要把缺的牙镶上，所以首先需要的就是一个修复医生对口腔整体状况进行分析并推动修复方案实施。

头一次去，可能修复医生主要就是检查口腔里的情况，外加给你拍一些 X 光片，然后会出具一个"治疗计划"。在这个

"治疗计划"上通常会标明你下一步需要做的事，比如去外科拔掉某些牙、去牙周科洗牙、去牙体科治疗某些牙……最后再回到修复科，由给你做治疗方案设计的医师来完成缺失牙的镶牙，再造美观和功能。

你可能会想，怎么那么麻烦，直接给我镶牙不就完了吗？这就相当于搞装修，不能光看最后铺了什么地板，买了什么沙发，水电首先得改好，地面得找平。这些虽然不起眼，却是基础中的基础，要不以后断电跑水都是轻的。该拔的拔了，该治的治了，炎症都消了，甚至有时我们还要再观察一段时间，确保一切状态都稳定了，才能开始修复。所以这种情况下，始于修复科，最后也会回到修复科。

如果你目前没有缺牙，而且自己不太清楚自己都有什么牙齿问题，那我建议你从牙周科开始。牙周是牙齿的根基，而且只要你有几年没看过牙了，牙周治疗是一定要做一下的。到了牙周科，牙周医生会给你洗牙，做牙齿的深度清洁。洗牙的过程，也是一次最细致的口腔检查。牙周看完以后，牙医同样会告诉你是不是有智齿需要拔，有没有牙洞需要补，之前做的烤瓷牙是不是需要更换，有没有必要做个牙齿矫正等，也会给你做一个周密的计划，一步一步照着来就行。最终还是回到牙周医生这里，定期复查，而且最好是认准一位医生一直找他。因为牙周健康的维护是终身需要的，如果不幸还有点牙周病，那就更需要一位熟悉你过去和现在的医生，才能制订出最符合你自身情况的治疗方案。

还有一个更省事的方法，就是找我这样的口腔全科医生。口腔全科医生应对八九成的常见问题都不在话下，提供包括拔、补、镶、洗的一条龙一站式服务，就算真有搞不定的复杂问题，也能给您指条明路，告诉您该去找哪些专科医师来解决。

第 4 章

嘴里的各种肿胀

1 智齿肿

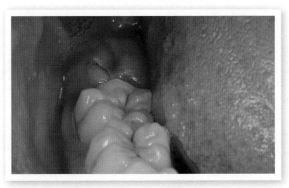

供图人：@牙齿美容微笑设计师黎曙光

一分钟讲明白

智齿、立事牙、立世牙、wisdom tooth、第三磨牙，说的都是同一回事，因为它们是在人十几二十岁的时候才在嘴里长出来的，故此得名。但实际上智齿跟智慧没什么关系，长了也不一定聪明，拔了也不会变傻。

每个人的智齿数量不一定相同，通常是 0 ~ 4 颗不等，极个别的人会长五六颗。长 4 颗的比较常见，也就是上下左右 4 个末端各长一颗，也有的人只有一两颗。我就是只有 2 颗上边的。还有不少人，压根儿就没这个烦恼，一颗都没有。

不少人可能看到这就在暗自庆幸："我就没长，哈哈哈！"

劝你别高兴得太早，我见过太多人三四十岁才被牙医告知，其实他是有智齿的，而且这个智齿已经暗中搞破坏多年了。

那智齿为什么会感染呢？

我们的智齿之所以长不出来，是由于人类在进化的过程中学会了用火，脱离了茹毛饮血的生活。食物精细了，我们的颌骨就比原始人秀气多了。下巴小了，也就没有那么多地方长牙了。所以智齿作为最后生长的牙齿，就没它的地方了，它就只能歪在骨头里。如果彻底埋在了骨头里也就还好，因为毕竟都是我们自己的骨血，也无大碍。怕就怕那种半吊子，长到一半卡住了，这时就比较危险了。

因为智齿的一部分已经和外界相通了，这就意味着细菌和食物残渣有机会到达智齿，而一旦塞在了智齿附近，这个地方又很难清洁到位，细菌就会大量繁殖，导致感染。特别是我刚才提到的，在你的身体状态不是太好的时候，或口腔卫生疏忽的时候，就容易被原来埋伏在这里的"敌军"乘虚而入了。

危害须知

一般智齿发作，也是常见于你比较忙、比较累，生活比较乱套的时候。此时日夜颠倒，作息无法保障，刷牙可能也有所疏忽。开始时你可能会觉得左下最里边的牙床火辣辣的，食物碰到了会有点不舒服，舌头舔也不舒服，过两天就有点肿了，咬牙的时候甚至都能碰到，疼痛程度也在升级。如果没有采取点针对性措施，肿胀的范围很快就会继续扩散，直至腮帮子都肿了。这时候你别说吃饭了，嘴都张不开，因为感染导致了咬合肌肉的痉挛，通常还会伴随发热。这时的疼痛我就没体会过，但据我观察，这会疼到足以让人在后半夜打车到医院寻求帮助的程度。腮帮子肿了还算是轻的，如果还没有及时就医，采取有效的抗感染手段，感染还可能向咽部、下颌等区域蔓延，造成多间隙感染。这种情况就比较凶险了，搞不好会有生命危险。

而且智齿发作这种事，有一就有二，如果你仅仅是加班期间智齿肿了，还算幸运，但如果是一次重要面试前呢？考研前呢？如果是怀孕期间呢？都会非常麻烦。

这该怎么办

因为很多智齿压根儿就长不出来，始终埋在肉里，你要是没拍过片子，可能还真发现不了它。所以，**如果想搞清楚自己到底有没有没长出来的智齿，可以去找口腔医生拍一张曲面断层片**，看看到底有没有，有几颗，周不周正。而且长不长智齿这事在你十几岁时就由你的身体决定好了，不会变了，不会说原来没有，突然就有了。

你可能会说，既然它也没长出来，我也就当没发现，不管它，不就行了吗？你倒是不想搭理它，但好多人就是通过一次次的肿痛，才知道自己长了智齿的。

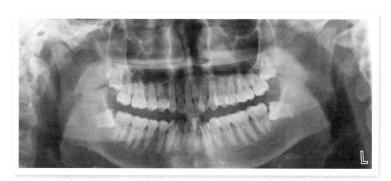

供图人：@许桐楷

　　如果你已经二十几岁，还没有做过全面检查，建议去医院口腔科拍一张曲面断层片，看看自己有几颗智齿，做到防患于未然，然后挑一个你有准备的时间，把它们拔掉。而且有研究表明，人年轻的时候拔智齿，恢复得会比晚几年拔智齿快得多。

② 牙床肿

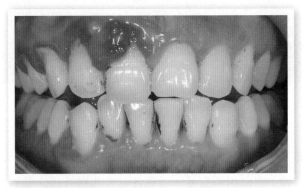

供图人：@许桐楷

一分钟讲明白

牙周病既然是一种病，它就有发作的时候。要么是某颗牙齿，或者某些牙齿，在长期慢性炎症的积累下病入膏肓；要么是身体出现一些系统性的问题时，牙床这里首先失守。以上两种情况都有可能造成牙床的肿痛，我们称为**牙周脓肿**。

牙周脓肿表现为牙床上突然鼓起一个大包，有的能有半个乒乓球大小，随之而来的就是牙床因膨胀而产生的胀痛。

这种痛不同于剧烈的牙痛，就是牙床的肿胀感，一般疼痛程度能在中度以下。这个包摸起来偏软，有时还会从牙齿和牙龈交界的缝隙处溢出一些脓液；有时会伴有牙齿的松动，咬东西时会有无力感。

很多人可能会把它归结为"上火了"，或者是不是吃了什么"发物"。实际上这就是**局部慢性牙周病的一次急性发作**，仍然属于细菌感染性疾病的范畴。这个细菌也不是新吃进来的，只不过这一次它们终于在牙齿上、牙龈里获得了充分的繁殖条件，来了一次小爆发，牙床就化脓了，而且这些脓液还没有一个排泄的出口，就把牙龈憋肿了。

所以，**牙周脓肿是因为口腔内未获得有效控制的慢性牙周炎症**，导致大量的致病菌在牙齿和牙龈之间的缝隙里繁殖。在此基础之上，再加上可能这段时间患者对于口腔卫生有所忽视，还赶上疲劳、亚健康降低了身体对病菌的抵御能力，也许还有一些饮食上的因素，比如吃了高甜度的水果，且还塞牙了……最终导致了牙周肿痛、化脓。

很多人以为这是"上火"的东西吃多了，比如荔枝、杧果、辣椒……其实，**并不是这些食物有什么问题。如果你的口腔状态很健康，吃了这些东西以后也能有效地刷牙、漱口，那吃再多你也不会牙床"上火"**。

这该怎么办

这种情况大家还是要引起重视，不要在家里一把一把地吃什么"败火药"，那多半是不管用的，如果管用，可能也是里边掺了抗生素成分，治标不治本，病菌的老窝还在，迟早会复发。

应尽快找口腔医生，最好是牙周专科医生，对局部进行感染控制和彻底大扫除，把藏在牙床缝隙里的牙石、病菌都掏干净，就可以很快消肿了。

如果您已经人到中年，有这么一种情况要引起特别重视：牙床动不动就肿，经常舔到有咸味的液体（其实是脓血），而且脓肿此起彼伏，甚至大范围出现。这时一方面要去看口腔医生，因为牙周病肯定已经不轻了；另一方面要记得去查查血糖，因为可能已经是葡萄糖耐量受损或者早期糖尿病了。

血糖过高，血就成了病菌的超级养分。关于牙周病和糖尿病之间的关系，现在的结论已经非常明确了，它俩会互相影响。血糖高的人，容易患严重的牙周病，这种牙周病的治疗难度也更大；牙周病严重，导致身体始终处于慢性炎症状态，血糖的控制也会更难；而一旦牙周病在口腔局部得到了有效的控制，炎症状态减轻，局部病菌向血管内、向全身的播散减少，糖尿病也会随之缓解，血糖控制也会更加容易。我就曾经帮好几位自诩身体特棒的大哥大姐，发现了他们的糖尿病，让他们早日接受了内分泌科的治疗。所以口腔健康不只关乎牙口，也关乎全身健康。

③ 牙床上的小脓疱

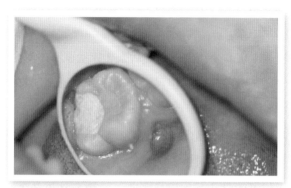

供图人：@湘雅柱子

一分钟讲明白

牙床偏牙根的位置，总是有个小脓疱，时大时小，时有时无，厉害的时候还会有脓排出来，痛感倒是不太明显。这种情况出现后，有不少人担心自己是不是得了什么大毛病，把自己吓得够呛。

大家先把心都放在肚子里：99% 不是你担心的那事。我这十几年也就碰到一个因为这个去住院的。

也不是说不用治，这其实是牙病，是病菌感染。但牙齿上的毛病怎么就跑到牙床上来了呢？

这类病变对应位置的牙齿多少都有点问题，或者曾经有过问题，比如补过大洞或者做过牙冠。大家可以再仔细回忆一下，这个小脓疱出现以前，这颗牙是不是疼过一段时间？是否有过那么几天疼得特别厉害，但你扛过去了，牙疼似乎自愈了，后来可能还有过几次牙疼，但不同于之前的那种尖锐的神经痛。然后是咬东西疼，是牙根下边、骨头里那种酸胀，甚至你会觉得这颗牙都比别的牙高出一截。后来牙床上就有了这个小脓疱。咬东西时还是有些不适，但没那么明显，你也逐渐忘记了这里曾经有过一场牙病。

这时如果拍张 X 光片，就会发现牙根的周围出现了一个异常的黑影。很多没学过医的人也能感觉到这里有问题。这说明这个黑影位置的骨头都被破坏吸收了，现在这里是个空腔，或者更具体一点，是一个脓腔。一泡脓液在骨头里，就意味着颌骨感染了。

危害须知

起初的牙疼，是源于病菌感染了牙髓，巨疼的那一次就是牙髓感染发炎的最高峰。后来为什么不疼了呢？因为牙神经在感染和炎症的压力下，彻底坏死了。坏死的神经也就不能传导痛觉了。然而病菌并没有偃旗息鼓，它们以牙髓的尸体为养分，顺着牙根向下继续大量繁殖，然后到达骨头。这时它们的踪迹也就被我们的免疫系统所察觉，于是我们的身体调动了更多的血液和其中的免疫细胞来到这个部位，与病菌决战，你就会感觉到牙根里的胀痛。免疫细胞和病菌在战斗中不断死去，就形成了脓液，脓液在骨头里越积越多，你也就感到越来越疼，特别是牙齿咬合时，会向下压迫脓腔，造成更大的压力和更剧烈的疼痛。脓液逐渐增多，也就使得骨头里的空洞越来越大。脓液终于突破了下颌骨的外壳后，就会在你的牙床对应牙根尖的位置形成了一个排脓的孔道。有了这个窦道口以后，骨头里的压力也就有了发泄的出口，你的症状也就又有所缓解。

但说到这里你也许会奇怪，难道我们的免疫力就不能把细菌完全杀死吗？为什么一直感染、流脓？这就要怪在那颗坏牙上了。它变成了病菌的避难所。牙髓一旦坏死，血液就不能流到牙齿里了，我们的免疫系统也就拿牙齿里边的细菌无能为力了。只要坏牙没有得到有效的治疗和清理，病菌就会源源不断地来到牙齿周围，造成持续感染。此时吃药不管用了，打吊瓶也不灵了，因为药物无法在血液的携带下进入坏牙。

这该怎么办

也有心大的朋友可能会问，反正也不那么疼了，那我不管它了行不行？

当然不行。不疼了，是因为现在病变还处于半休眠状态，它随时都有可能造成下一次疼痛暴发、严重感染、肿痛难忍。而且，骨头里有脓是个大事，此时细菌有机会顺着血流播散到全身，造成菌血症。

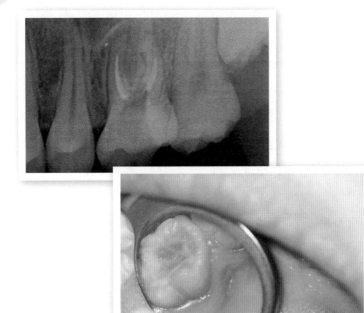

供图人：@湘雅柱子

有研究认为这个过程还与血管内斑块和血栓的形成有关，会增加心脑血管意外的风险！

所以还是要治。多数情况下，做根管治疗就可以控制住牙齿及周边感染，使得这个小脓疱——根尖周炎，逐渐痊愈。

也有一些实在烂得厉害的牙齿，或者用常规手段难以消除的感染，那就要考虑拔牙了。把坏牙拔了，病菌也就被连锅端了。

第 5 章

缺牙了怎么办

1 缺一颗牙

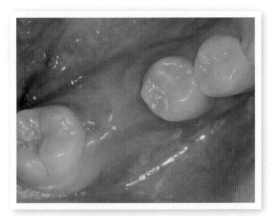

供图人：北大口腔黄进伟医生

一分钟讲明白

龋齿、牙周病、外伤、腐蚀、磨损，对于牙齿来说都有可能是致命伤害，纵然我们牙医保牙有术，难免偶尔也会力有未逮。缺了一颗牙，"乐观"的人可能会想，不算智齿我还有28颗牙呢，不必在意；"悲观"的人则会感觉天塌地陷，担心自己的整个口腔功能都将紊乱。

老实讲，以上都有可能。真的有人缺了牙却什么也没耽误，也真的有人由于缺牙后没有及时处理，带来了一系列的麻烦。

作为医生，我认为缺了牙算是一种病，叫**牙列缺损**，那当然是应该治，但有时也有例外，比如最里边的一颗大牙拔掉了——咱们说的不是智齿，是第二磨牙，即 7 号牙。

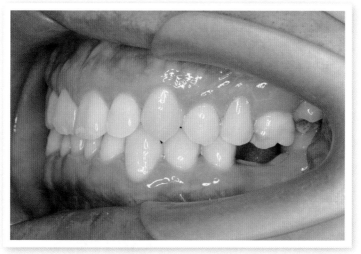

供图人：北大口腔王雪东医生

因为牙齿有一个向前集中的趋势，所以**一般最末端的一颗缺了，不会导致前边的牙歪**。另外，现在很多牙齿矫正的患者由于牙齿拥挤，是要拔掉 4 颗前磨牙的。这些朋友只有 24 颗牙，也是完全够用的。而且最里边这颗牙缺失了，也只有种植牙这么一种比较好的修复手段，其手术难度、费用和时间也都需要考虑。所以，如果缺了这么一颗牙，先别慌，就算是你想把它种上，也得先等 3 个月，等拔牙处的骨头都完全长好了，才好往那儿种牙。你可以用这3个月体会一下，没了这颗牙对你有什么影响。如果真的没什么事，单缺这一颗也未必需要镶牙。我妈妈的左下7号牙就被我拔掉了，也没种牙。

这该怎么办

但如果这3个月你连吃肉都不香了，总觉得这一侧空荡荡的，从此就不爱用这边咬东西了，吃饭只用另一边。这样就很不好。长此以往，废用的这一侧牙齿容易积攒菌斑、牙石——没错，越是不用的那一侧越脏；而另一侧牙齿长期"一个人干两个人的活儿"，牙是很容易累坏的，轻则磨损，重则劈裂，最后甚至导致脸型看着都不对称了。这种情况下，我还是建议把缺的这一颗牙种上。

如果不是最后一颗牙缺失，是中间的某一颗缺失了，我建议你还是尽快修复上。因为我们的咬合力量是挺大的，二三百牛的力不在话下。这么大的力量每天几百上千次上下撞击，我们的牙齿之所以能够承受，是因为它们是一个整体，就像发洪水时保护大堤的解放军战士，虽然浪头最先打在一个人身上，但大家都能使上劲，帮着分担这份冲击。而一旦缺了一颗，这一横排牙齿的完整性就被破坏了。原本14个兄弟一起扛，现在就只有两小组了。时间长了，这些牙可能就会出问题，比如出现松动、移位、牙龈萎缩等。

镶上一颗牙，不管是种植牙还是固定桥，都能重新健全口腔功能。当然，条件允许的情况下，用种植牙修复的效果更好一点。

说到只缺一颗牙，还有一种情况大家应该注意一下：如果本来牙齿就不太整齐，是否可以考虑一下做个矫正？因为有些情况下，想排齐牙齿就要先拔牙，而你现在已经拔了一颗牙了，如果运气够好的话，正畸医生直接把剩下的牙重新排一排，可能就把这个空隙关上了，你就"不缺牙"了。

② 缺好多牙

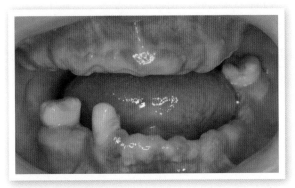

供图人：@ 牙医刘中宁

一分钟讲明白

　　缺好多牙比缺一颗牙更常见，因为二十几颗牙在嘴里同吃同住同劳动，没有理由就坏一颗牙，别的都没事。一般来说，当我在门诊看到了患者的一颗坏牙，一定会再好好检查一下其他的牙齿。缺牙数量一多，治疗方案的设计就马上复杂起来，甚至都没有什么可以拿出来给大家讲的必然规律。但我也还是努力给大家提供一些思路和注意事项。

　　首先，**缺牙再多，也还是应该来镶牙的**。有患者问过我："我母亲现在就剩一颗牙了，您说还用镶牙吗？"这里面可能有很多别的问题，比如不和老人在一起生活，老人自己也不愿意折腾，或者老人觉得也还能吃饭，等等。人的适应能力确实挺强，我见过一颗牙也没有但自述能吃拍黄瓜的患者，但镶上牙，肯定对老人的生活质量提升是有好处的。

这该怎么办

缺多颗牙的主要修复手段是活动假牙和种植牙。

固定假牙偶尔可以，但不是主流修复方式，因为教科书上写得很清楚，固定桥一般用于后牙区 1 ~ 2 颗牙、前牙区 1 ~ 4 颗切牙缺失的修复。

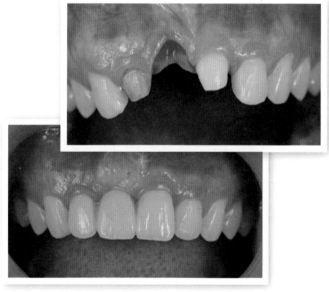

供图人：@北大口腔－杨静文

如果缺得更多，还勉强做固定桥的话，会因为桥墩不够牢固或者桥的跨度太大而导致失败，虽然个别地方还在开展这样的"业务"，迎合大家对于"固定"假牙的需求。我们业内苦笑着称其为"长江大桥"。这种修复最终的结局往往就是戴不了两年，就会整体松动，甚至会把最后剩下的几颗牙齿也都给带下来。

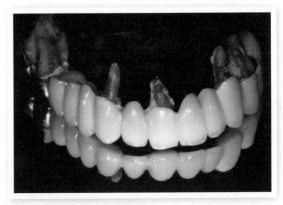

供图人：@尚善口腔贺刚

活动假牙是最常用的修复方式，简单来说就是在剩下的牙上挂几个钩，来稳定活动假牙。**活动假牙的优势在于相对便宜、省事、适应面广**，好一些的几千块钱，而且做的时候不需要磨除太多的牙齿，通常跑两三趟口腔医院就可以弄好。缺 5 颗牙可以这样修复，缺 15 颗牙也可以这样修复。**缺点当然也比较明显：佩戴麻烦、有异物感、不够美观、功能性欠佳、寿命有限。**刚配好的假牙对于患者来说比隐形眼镜还要难戴，经常是几分钟也戴不上，等戴上了，想摘又摘不下来，让人着急又尴尬。活动假牙一般都要有一个比较大的托，来分担力量，以提高使用时的稳固性，但同时也是嘴里的一坨东西。有的患者刚戴上时说话还有点大舌头，需要几周的时间来适应。活动假牙的美观性也比较差，金属钩子难免被人看见。活动假牙的舒适性也欠佳，有时这个假牙在吃饭、说话的时候，很难做到纹丝不动，多少会有点晃动，甚至有时会有要脱落的感觉。

活动假牙的主要材质是金属支架＋树脂基托和人造牙齿，耐磨性差一些，而且随着患者年龄不断增大，缺牙区域的牙床还会不可避免地发生萎缩，就会使得活动假牙变得越来越不服帖。**一般来讲，活动假牙使用7～9年后我们就建议大家更换假牙了。**然而能做好多颗种植牙的人毕竟是少数，不少患者会因为一些情况还做不了其他形式的假牙，所以活动假牙在即将到来的老龄社会中注定还要发挥较大的作用。

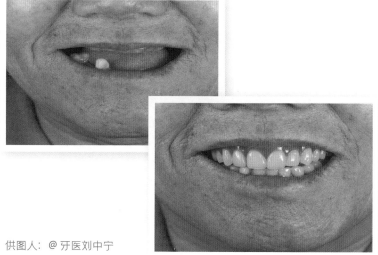

供图人：@牙医刘中宁

如果上边两种假牙还不能让您满意，而且预算比较宽裕，那就可以考虑时髦的种植假牙。缺很多牙的种植方案也有多种选择，最豪华的当然就是缺一颗就种一颗，缺十颗就种十颗。但由于种植牙的特性，有的时候也可以一个种植体上边带两颗牙，或者两颗种植体上带三四颗牙，又或者是把种植、活动、固定等几种方式整合在一起。所以这就需要大家带着自己明确的意图来跟医生探讨，商量一个技术上可行、效果上可靠、预算上可控的方案。跟医生商议治疗方案时，一定不要害羞，嫌贵可以直接说，更重要的是把你最在意的方面表达清楚。至于手术，我要说两点：第一，绝大多数种牙手术比你想象的要轻松，至少比拔牙轻松。第二，只要身体没有大碍，目前我们的种植技术基本可以做到只要你想种，我们就能种，只不过是有的情况复杂一点、难度大一些、费用高一些、时间久一些。

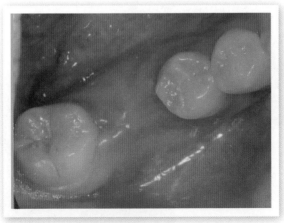

供图人：北大口腔黄进伟医生

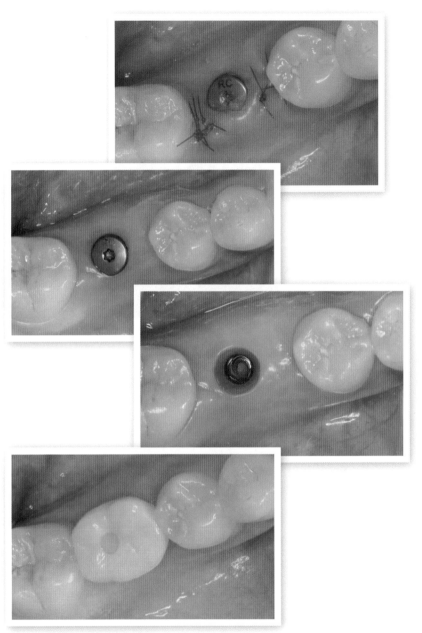

供图人：北大口腔黄进伟医生

③ 缺所有牙

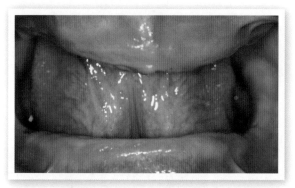

供图人：@牙医小小徐

一分钟讲明白

缺所有牙，我们叫**牙列缺失**，或者**无牙颌**，就是一颗牙都没有了，真的再也不用刷牙了（假牙还是要刷的）。在这种情况下，相信绝大多数患者都会很想拥有义齿，恢复咀嚼功能。

总义齿，就是满口假牙，分为上下半口两部分。

走到总义齿这一步的中老年人，一般有两种情况。

第一种就是头十几二十年就开始佩戴局部义齿了，但隔几年又掉了几颗牙，就得换用更多牙齿的局部义齿。几轮下来，就变成满口假牙了。这类中老年朋友一般对于总义齿的接受程度还是不错的，毕竟有一个比较长的心理建设阶段，适应程度

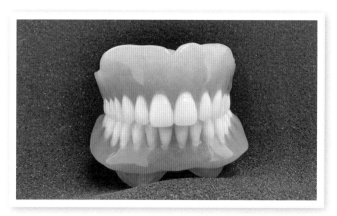

供图人：@牙医小小徐

也通常很好，毕竟有过佩戴假牙的经验，这个只不过是一个更大的假牙而已。

第二种就要突然一些。这类患者之前对于口腔状况可能一直就不够重视，或者是不太敢来看牙，等到来的时候，因为比较严重的牙周病或龋病，满嘴剩下的牙齿可能都没有保留价值了，或者仅存那么一两颗稍微结实一点，但出于"消除隐患"的考虑，就都一起拔掉了（毕竟如果过两年这两颗牙也掉了的话，还得重新配假牙）。这类情况下，有的患者和家属接受起来就会有些吃力。特别是很多老人，心态一下子就改变了：我真的老了；也有想得开的，觉得有牙在就总要刷牙、闹牙病，都拔了就清净了；也有的是对我们的镶牙技术太过乐观了。虽然我也说过我们的办法还可以，满口假牙的美观效果一般都不错，又白又齐，但功能上还是别抱太高期望，也只是比没有牙强一些。说到底，但凡嘴里还有几颗相对强壮的牙齿能帮着固定一下假牙，效果都会好不少。所以再次提醒广大为人子女的读者，条件允许的情况下，尽早带父母来牙科看看，别错过了治疗的好时机。

这该怎么办

很多老人或者家属会担心，一颗牙都没有了，没个挂钩的地方，假牙还能戴得住吗？

戴得住。就像瓷砖上的吸盘一样，可以利用假牙跟牙床之间的吸附力，形成一定的固位，满足日常的言语交流和饮食的功能需求。

当然，牙床的情况可比瓷砖复杂多了。可以向你的牙科医生打听打听，周边附近哪位医生接触这类患者比较多，比较擅长这类技术。好的和一般的真就是云泥之别。

那么总义齿不太好使的问题，有没有什么办法解决？我们有三招：

第一，有的假牙是好用过一段时间，后来逐渐不行了。这种情况是因为牙床在慢慢地萎缩。几年过去了，假牙跟牙床就不那么贴合了，吸盘的效果也就降低了。对此，可以去找镶牙的医生复查。我们有一种办法叫重衬，就是在假牙里边再加一层新的材料，让假牙重新和牙床贴合，再次稳固起来。

第二，有的假牙松动是因为牙床确实条件不好，假牙想吸都没地方可吸，即便是找到高手镶牙，也重衬了，还是改善有限。那这时候可以在市场上买一种叫假牙稳固剂的产品，说白了就是可食用的胶水，每天早上在假牙上挤一点。它可以把假牙更好地粘在牙床上。这样假牙就牢固多了，而且还杜绝了食物残渣钻到假牙里的情况。

第三，终极办法，用种植牙辅助固定满口假牙。

在牙床上种几颗专用的种植牙，这几颗种植牙可以与满口假

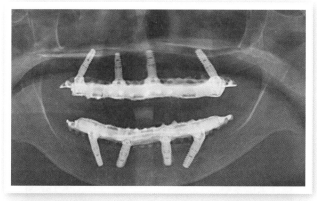

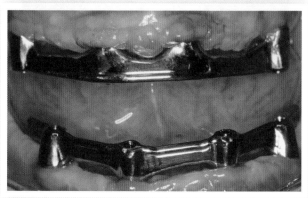

供图人：瑞佳义齿刘海林

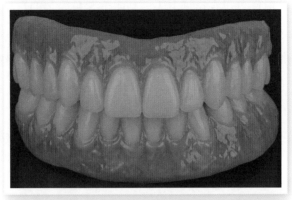

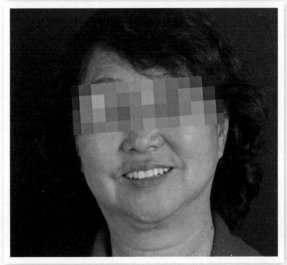

供图人：瑞佳义齿刘海林

牙相连，这样假牙就彻底牢固了，而且因为不再需要那么大的"吸盘"了，假牙的体积还能减小一点，从而大大提高舒适程度。

如果骨头的条件和经济条件都更好一些，那么我们还可以再多种几颗，比如上下各种 4～6 颗种植体。这样就可以做成固定假牙了。医生给装上后就不用每天都自己摘戴了，而且几乎就没有多余的"吸盘"部分，更加美观，更加舒适。

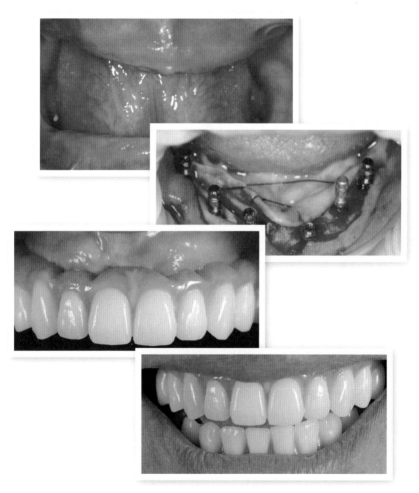

供图人：北大口腔王妙贞、张吉昊医生

4 镶牙为什么要等

一分钟讲明白

　　每年九月、十月我都会发个微博说，如果有想镶牙的朋友，该抽时间来医院看看了，因为你要是再不来，可能春节就戴不上新假牙了。有的朋友以为我是在写段子，殊不知我的一片良苦用心。

　　咱们一起来捋一捋。

　　九月一号来看医生，发现了左右两侧各有一颗牙齿要拔，然后才能镶牙。能不能不拔，直接镶？不行。我们要拔掉的牙齿肯定都是有着我们控制不了的病变，如果非要留着，会有两个后果：一是影响镶牙的效果；二是假牙镶上以后肯定会闹毛病，等你忍无可忍了再拔，这个新配的假牙可能就不合适了。

　　于是预约一周后拔左边的，两周后再拔右边的。能不能两边一起拔？通常不行。两个伤口肯定比一个伤口伤害大，而且需要镶牙的往往是长者，身体往往不那么壮硕。再说了，两边一起拔，你怎么吃饭啊？所以拔牙，包括拔智齿，一般都是左右分别进行。

　　两颗牙都拔完，这就快九月底了。元旦前后才能开始进行假牙的制作，因为**拔完牙以后要等 3 个月才能开始镶牙**。为什么要等 3 个月？因为刚拔完牙，牙床上有个大洞，这个洞的洞口初步合拢就需要 1 个月左右。要等到这个坑里长好新的骨头，把这个洞一点点填满，要 3 个月。在这 3 个月中牙床的形态其实一直在发生变化，如果在这个时候就开始做假牙，那么假牙很快就会不合适了。

所以，拔完牙以后要等 3 个月，等拔牙的伤口彻彻底底愈合了，牙床的形态也相对稳定了，再开始镶牙。也算应了那句老话：伤筋动骨一百天。

不想等，怎么办

那万一拔的是门牙呢？还上着班，总不能豁着等 3 个月吧？那太"社死"了。

针对这种情况，我们可以制作临时假牙。但这个假牙的精密程度有限，或者说就没法精密，所以使用时有诸多限制，只是为了让你看上去没缺牙而已，到时还是要换掉。如果是有计划的拔牙，我们可以做到让假牙无缝衔接，避免无齿的情况出现。这个叫作即刻义齿，只用于前牙。

我们会在拔牙前，注意，是拔牙前，就给你咬一个牙齿的模型，然后就让义齿制作技师根据经验制作一个缺牙后能戴的假牙。等这个假牙做好了，再来拔牙。拔完牙以后，稍微止止血，就可以把这个提前准备好的假牙戴上了。

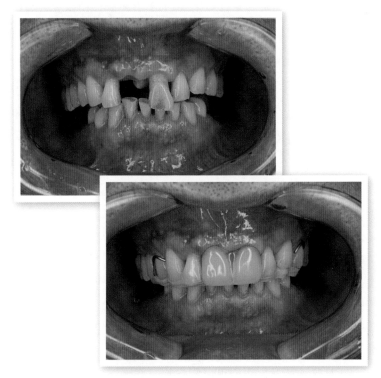

供图人：@北大口腔－杨静文

细节出好牙

　　另外，再提醒一点，虽说是3个月以后才能镶牙，但建议大家提前一个多月就来看一下。因为拔牙以后，伤口附近经常会在愈合的过程中形成小的骨刺，鼓起来一个小尖，摸上去硬硬的还有点疼。好多朋友还以为是拔牙没拔干净（当然也确实有没拔干净的情况），其实就是拔牙以后我们牙床的修复功能被激活了，在长新骨头的过程中有点小紊乱，就出现了这么个小骨刺。不少骨刺随着牙床的逐渐修复会自行消失，但有的就会一直在那儿，如果要是直接在上边镶牙，就会一压就疼。所以，大家最好提前一个月左右来一趟，让医生检查一下，看看还有没有什么类似骨刺这种需要处理的情况，有的话及时处理了就不耽误镶牙时间，否则还得往后延期。

从元旦开始镶牙，一般也得来三四趟，又是一个多月的时间，要是过春节早的话，你说是不是就赶不上了？

第 6 章

儿童口腔若干问

1 如何照顾孩子的乳牙

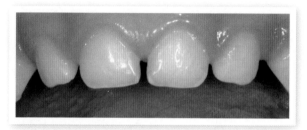

供图人：马尔默大学口腔医学院

一分钟讲明白

一般来说，孩子出生后 6 个月左右开始长第一颗牙，从下前牙开始。没特殊情况的话，一年半左右的时间，20 颗乳牙就能陆续出齐。乳牙萌出的大致顺序和时间见下页图。

乳牙萌出的早晚，我建议大家放宽心，顺其自然，多点耐心。关键是就算比同龄的孩子多一颗少一颗，在这个阶段我们也没什么可做的。大家更容易焦虑的是长得慢或者还没长出来，或者由于意外缺了一两颗。小朋友难免磕磕碰碰的，我儿子就有颗乳门牙撞了一下，很早就脱落了。但你没见过小孩安假牙的吧？因为小朋友一直在成长，牙床总在变化，没有什么好的方法既能修复缺失的乳牙又能不妨碍恒牙生长，所以我们选择

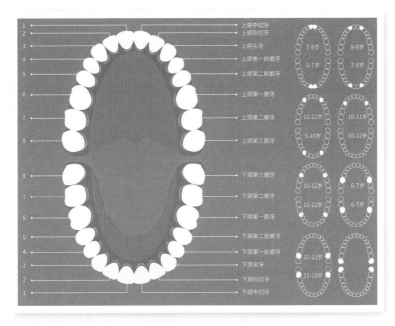

供图人：@呼鹿鹿-

优先保障生长。但有两点我希望广大家长朋友能做到：

一是从孩子牙齿长出来的第一天起，你就要当好孩子牙齿健康的第一责任人，就要开始给孩子刷牙。用小头软锦纶毛的婴幼儿牙刷，每天两次给孩子刷牙，每次用米粒大小的含氟儿童牙膏，刷完以后也不用强求漱口或者擦拭。这两次刷牙，其中比较关键的是晚上睡前那一次。这一次刷好了，即便晚上还有几次夜奶，对牙齿的伤害也有限。另一次也不用非得在早上，上午闲暇时给孩子刷了即可。只有这样才能保障孩子的牙不会一长出来就开始坏。

我们见过太多的小宝宝刚学会走路时嘴里的几颗牙已经开

始腐蚀了，因为就没刷过牙，或者没用过含氟牙膏。小朋友的牙齿要比大人的软得多，特别是刚长出来的时候，还需要在嘴里继续完成矿化。这个过程光有钙还不够，还要有适量氟元素的辅助才能比较好地完成。所以，**再次强调，要用含氟儿童牙膏给孩子刷牙。好处有两个：清洁牙齿和促进牙齿钙化，且都有助于预防龋齿。**

　　二是孩子差不多一岁的时候，约个儿童牙医，带孩子去让医生检查一下。

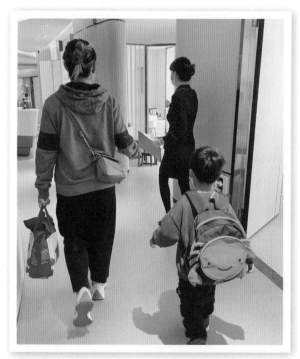

供图人：@莲之花口腔

这样做有几个目的：评估孩子牙齿的萌出和发育情况；检验刷牙的效果，看看有没有早期的龋齿；和儿童牙医建立联系，让孩子从小适应牙科环境；评估孩子患龋齿的风险大小，并根据这个评估的结果进一步指导未来的龋齿防治工作。

这样，在专业人员的指导下，就能防患于未然。牙医还有一些专业的预防手段可以提供帮助，比如在这个时候可以给孩子涂一次氟（高浓度的）。这就好像给牙齿做面膜，好好滋养一下牙齿。之后要定期来找医生复查。儿童牙医也是市面上的珍稀岗位，特别是在生育政策调整以及大家越来越重视牙齿健康的背景下，有一个孩子从小就定期拜访的儿童牙医，在关键时刻能给你省好大力气。而且，孩子在还懵懵懂懂的时候就接触了我们这些穿白大褂的牙医，见识了诊室里的小水枪、小钻头，以后万一真的需要治疗了，也很容易接受。否则，三两个大人也未必按得住他。

② 如何让孩子好好刷牙

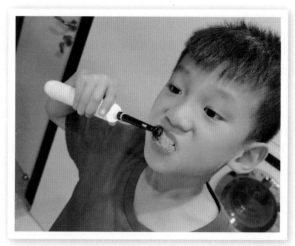

供图人：@许桐楷

一分钟讲明白

怎么让孩子刷好牙这个问题，想必困扰了很多的父母，也困扰了很多帮着带孩子的老人。本来父慈子孝，一提刷牙就变成摔跤柔道。刷牙时要么是小嘴闭得比拉链还紧，要么就是5秒钟结束，好不容易赶上一个喜欢刷牙的孩子，还拿牙膏当糖吃。

我首先要给大家破除一个幻想：不要以为看了本章，就能实现孩子刷牙"自动化"。对于学龄前的孩子来说，父母或者监护人是其刷牙质量的保证。多少大人自己都没把牙刷明白，怎么能指望一个走路还磕磕绊绊的小朋友比你还强？他们的手部精细操作能力还不足以很好地完成刷牙这个动作，他们的知识储备也很难理解刷牙的必要性和目的。所以，在孩子上学前，牙都是要家长给刷的。有一个标志点，可供参考：孩子能熟练地系鞋带，就说明他可以胜任刷牙这件事了。

在怎么刷好牙之前，咱们先要解决的是怎么让孩子刷牙。

最简单有效的方法就是家长自己有很好的早晚刷牙习惯。孩子有模仿的天性，模仿家长早晚刷牙，自然就开了个好头。也别觉得理所当然，要知道按照我们的调查，能做到每天刷牙两次的成年人不到三成。所以，养孩子还真的能让你变成更好的自己。另外，在孩子还不太能沟通，或者还不太记事的婴儿阶段，就要开始给孩子刷牙。一方面这个阶段刷牙对于牙齿是至关重要的；另一方面，让孩子在"毫无还手之力"的时候，就知道每天要有一个小刷子到嘴里晃一圈，而且也习惯了牙齿清爽的感觉，这样在他长大一点以后，才能"默认"每天都是要刷牙的。

关于怎么刷好牙，其实也比较简单。小朋友的牙齿，特别是乳牙阶段，我们不用考虑什么磨损，只要刷干净就行，也不用什么复杂技术，横着拉锯刷可以，竖着刷可以，画圈刷也可以，只要能刷干净就行。不要用什么指套牙刷、硅胶牙刷，就用锦纶毛牙刷。这是目前人类发现的最适合刷牙的材质。

应该怎么做

最开始只有一两颗牙需要家长刷时，一般推荐孩子仰面躺着，家长在孩子的头侧操作（就是你们看牙时医生操作的那个位置），然后一只手拿牙刷，一只手扒开小嘴就可以了。牙的外侧面和内侧面都刷几下，三五秒钟也就够了。这个时间孩子可能还没反应过来，所以也不必担心伤了亲子关系。

孩子再大一点，开始有点手舞足蹈，可以叫上"队友"稍微帮忙控制一下，或者在床上用腿轻轻压住孩子的手脚来操作（就好像你和他玩闹时那样就行）。可能孩子开始会哭，但松手就能好，不用担心，而且他们会很快接受这个现实，不会一直闹下去的。

小朋友再大一点，可能就会要求自己刷牙了，特别是在言传身教比较好的家庭。家长可以让孩子自己挑选一个自己喜欢的牙刷，然后让他自由发挥。等他自己比画完，还是要由家长来给他再刷一刷，确保清洁的质量。孩子的参与就是以培养习惯为主，家长依然是主力。牙膏的选择也很简单，大品牌的儿童含氟牙膏即可，记得一定要含氟。

如果孩子对于刷牙的接受程度还可以，就不用特意买水果口味的牙膏，避免他们误以为是糖果；如果孩子不太喜欢刷牙，可以试试草莓、葡萄、水蜜桃等口味的牙膏，看看哪个口味更能吸引他。0～3岁孩子每次刷牙的牙膏用量是米粒大小，牙膏挤在刷毛上以后，还可以用干净的手指抹一下，把牙膏充分

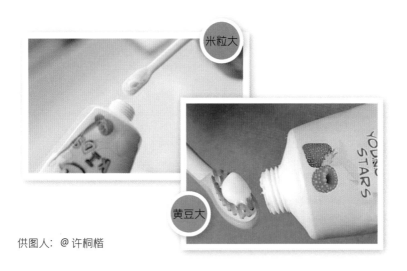

米粒大

黄豆大

供图人：@许桐楷

压到刷毛丛中，避免他们很方便地一口吃掉；3～6岁时每次黄豆大小；6岁以上就可以跟成人用一样多的牙膏了。

在小朋友稍微大一点以后，我们比较推荐的自我刷牙方法是画圈法。这样更容易比较全面地进行牙面清洁，更重要的是要让孩子明白，刷牙时需要前前后后、里里外外、上上下下、左左右右地刷，所有牙面都要刷到。以刷到为核心，手法不那么重要。

儿童电动牙刷也是一个不错的选择，会大幅提高刷牙的效率和效果。如果是家长拿着给孩子用，一两岁就可以开始用了。我儿子是一岁八个月开始用的。如果是孩子自己拿着用，推荐是3～4岁开始用。

3 乳牙磕了撞了怎么办

一分钟讲明白

"乳牙磕了撞了，要去看牙医，而且是看儿童牙医，成人牙医不行啊。"当然了！然而不是哪里都有牙科急诊，也不是大家都能轻松找到儿童牙医。所以有些必备的知识希望读者们记住，万一碰上了孩子乳牙发生意外磕碰时，心中不慌。

首先，**乳牙外伤的处理原则是尽量不影响乳牙下方的恒牙。**

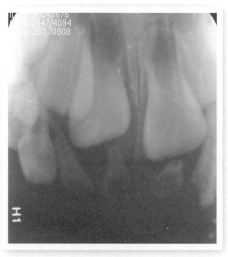

供图人：北大口腔吴晓冉医生

乳牙不能用一辈子，小朋友也难免磕磕碰碰，真要是乳牙撞掉了，也不用太难过，过一阵子恒牙就出来了，别影响到恒牙才是关键。所以，**牙外伤时要分清，碰的是乳牙还是恒牙**。这个只要是细心的家长，应该都能了解，毕竟现在小朋友换牙也是一件值得发朋友圈的大事。另外，提醒大家，**头面部受伤，还是要优先关注脑子**，特别是比较严重的撞击，必要时应该先去综合医院排除类似脑震荡之类的问题，确保没有大问题的情况下，再来看牙。

牙外伤还有个挺吓人的地方，就是嘴唇、牙龈、舌头都可能有伤口，而且头面部的软组织血管丰富，有时这些地方的出血在普通人看来还挺严重的。

这种情况可能也是需要去口腔科急诊处理的。缝几针，伤口能长得更快更好。在到急诊之前可以用干净的棉球或纱布，压住出血的伤口，而且压住后就别总拿开棉球或纱布看血止住了没有，一直压着就行，也不用使太大力气，按着点就行，多半都能止血。能止血的，可能也就不用缝针了。

然后再来看看牙齿。最常见的就是**牙有点松**。这种情况，如果没有其他的特别问题，都不用急着来医院。两周之内让这颗牙最好什么都不咬，吃饭用勺，食物直接送到后牙咀嚼，**好多自己就能长好**，然后在外伤后一个月、三个月、六个月时**定期复查**，主要是观察一下牙神经是不是在这一次的撞击中坏死了。如果出现了牙髓感染或者坏死，通常的表现是这颗牙齿整体颜色变暗，那就要及时进行治疗了。

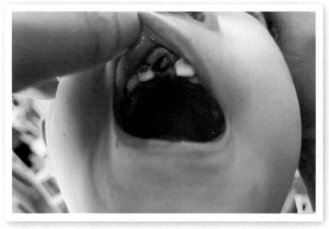

供图人：@许桐楷

比这再严重一点的就是牙不但松了，还**移位**了。这种又分两种情况。一是向外移位，如果**歪得比较多**，那可能就要**拔掉**了；如果**歪得不多**，还能**复位**，可以考虑固定一段时间，并在伤后第一、三、六个月复查。二是**向里挫入**了，甚至有的牙齿都看不见了，整个撞到牙床里了。这就要去**找牙科医生拍片子**了，看看挫入的深度。如果挫入深了，可能就碰到下边正在蛰伏的恒牙胚了，那就应该及时拔掉挫入的乳牙，避免对恒牙产生进一步的影响。但即便是拔了乳牙，有可能恒牙长出来以后也会出现局部釉质发育不全，就是当年被乳牙给撞的。如果挫入不深，还没影响到恒牙，那么我们也不用像拔萝卜一样把埋进去的乳牙拔出来，等着就行，它多半能自己出来。这之后，也跟别的外伤一样，需要在伤后第一、三、六个月复查。

如果撞得再狠一点，当场就把乳牙整个撞掉了，可以在伤口处压一块纱布止血，然后把牙捡起来收藏就行。乳牙外伤脱落，我们是不做再植的，不考虑再把它放回去，主要是怕把病菌带进去影响恒牙。

还有的时候，是外伤导致牙断裂。这个就复杂一些了，肯定得找牙医处理了，有的情况需要补，有的需要拔，有的需要杀神经，见招拆招，一事一议。

总之，乳牙外伤并不少见，要以预防为主，出事不慌，也别光关注牙齿而忽略了其他损伤。

4 乳牙坏了需不需要治

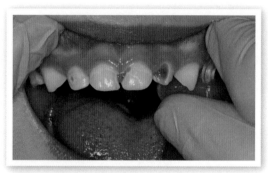

供图人：北大口腔吴晓冉医生

一分钟讲明白

我是牙医，我认为乳牙坏了是病，需要诊治。

最新一次全国口腔流行病学调查显示，乳牙患龋率大幅上升。孩子们的营养水平上来了，但对牙齿的保护观念没有跟上来，牙坏得又多又快又早。

乳牙坏了会有诸多不适，更有诸多影响，所以应该治。

危改须知

乳牙坏了，最明显的问题就是疼。

我身边很多重视孩子口腔问题的父母都是自己在牙上吃过

亏的，他们是真知道牙疼是什么感觉，是多么影响生活、工作和学习，疼起来是多么让人六神无主、生无可恋。而没疼过的人往往不懂，甚至在孩子跟他说牙有点疼的时候，还觉得孩子娇气。婴幼儿天天哭、不爱吃东西，可能就是因为牙齿出了问题。婴幼儿牙齿出了问题，要么导致饭量骤减，影响营养摄入，使得个头儿和各项生长发育指标都落后；要么导致孩子总用一侧来咀嚼，而另一侧没有了咀嚼动作的刺激，骨骼发育就会相对迟缓，使得孩子左右脸不对称。

乳牙坏了，还会影响美观和自信。

现在的家长都挺爱打扮孩子，孩子的衣服发型都挺精致，但如果孩子的小门牙是黑的，孩子可能也会自卑。如果牙齿蛀了，来自其他孩子的无辜询问也会扎心：你的牙怎么是黑的啊？毕竟那些牙齿比较好的孩子，也没少听家长的爱牙宣教，教的时候家长难免就要给孩子灌输：你要是不爱刷牙、不讲卫生，牙就会变黑！前几天还有一个我的"老患者"，带自己三四岁的娃来找我"洗牙"。牙倒是没有蛀，但有好多色素。据说孩子总问她：妈妈我的牙为什么是黑的呢？

乳牙坏了，还会影响恒牙。

乳牙烂了也像恒牙一样，坏到一定程度，牙髓坏死了之后，短期内反倒不疼了。这时孩子也不提了，大人越发觉得自己"不去看牙"的决定十分英明。但实际上，这是一个更大的定时炸弹。

烂牙是各种病菌的温床，在其周边的组织始终会处于慢性炎症的状态，可能在孩子抵抗力偏弱时暴发急性炎症，导致脸

都会肿起来。就算孩子运气好，一直没发作，但这堆慢性炎症
也可能正好挡住了恒牙萌出的路。恒牙本来是要一直向上，把
乳牙的牙根顶出来，然后取而代之的，但它发现了前边是一坨
感染，甚至是一滩脓液，它就会绕路而行，从其他位置长出来，
就长歪了。而且这种披荆斩棘才萌出的恒牙，表面釉质往往也
会有大大小小的瑕疵，不那么健全。

其实在初始阶段，不论乳牙和恒牙，都是排列整齐的，只不过
是在这个漫长的生长过程中受到了各种干扰，才长成了难看的样子。

应该怎么办

从开始有龋齿到有疼痛感，其实还是需要一些时间的。儿
童的乳牙会比成人的恒牙坏得更快一些，但如果能每半年就看
一次儿童牙医，基本就可以把龋齿扼杀在初始阶段，在孩子还
没觉得疼的时候就把问题解决了。大医治未病还有一个好处，
就是这个时候的治疗过程相对舒服一点儿，孩子不会太抵触。

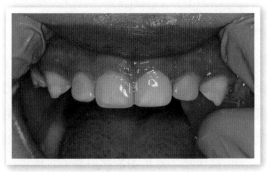

供图人：北大口腔吴晓冉医生

5 如何让孩子看牙时乖乖配合

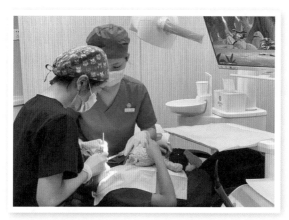

供图人: @莲之花口腔

一分钟讲明白

孩子是有好奇心的，当然也有警惕性，但没有谁是天生就怕牙医的。那该如何避免孩子看牙不配合呢？

尽早带他来牙科转转，熟悉一下这个不同于游乐场、幼儿园的场景，也让孩子了解一下，这个地方虽然也是医院，但跟他看感冒发烧或者打预防针的地方不太一样。一些经济发达地区的家长，都在孩子一岁左右的时候就开始带他去看牙。未必有什么需要解决的问题，就是带孩子认个门，以后常来常往。

另外，**别在家用牙医吓唬孩子**，比如："好好刷牙！不然爸爸就带你去看牙医！让他给你打针！"要让孩子从小知道有牙病找牙医，牙医是会帮助他的。

要让孩子对刷牙、看牙的必要性和大致流程心中有数。未知是恐惧的来源。可以先在家给孩子读一些与牙齿相关的绘本，比如《牙齿大街的新鲜事》。但凡知道里边"哈克和迪克"的小朋友，对于看牙的接受程度往往都能好一些。当然，如果家长去看牙的时候把孩子也带去，也是挺好的教育机会，还可以让孩子能有一些接触牙科器具的机会。比如我知道很多牙科诊所都会定期举办"小牙医"主题的过家家聚会，让小朋友们穿上小白大褂，玩玩小水枪、小钻头，以后肯定也就不怕这些东西了。我儿子放假的时候，就总问我："爸爸，什么时候带我去医院玩？"

还可以来点奖励。虽然很多育儿专家不主张用物质奖励跟孩子"做交易"，但我觉得也算是一招儿，而且每次我们的儿科医生用一些我们看来毫无用处的"小贴画"来鼓励或奖励孩子的时候，可以说是屡试不爽。也有的家长会在临走的时候半开玩笑地说："一会儿我还得带他去玩乐高，比在您这花的钱还多。"当然，这个也是丰俭由人，孩子还都是比较单纯的。比如，我经常会跟带孩子来拔滞留乳牙的家长说，下午可以吃个冰激凌，伤口会舒服一些。这个家长可以在家就许诺给孩子，效果没准会更好。

每天由家长刷牙的孩子，更容易接受有人在嘴里操作。因为"看牙不配合"这件事，早就经历过了，已经在家里经过了一轮磨合。经常也有网友或者患者说："我家孩子不让我给刷牙。"在我看来，这也是教育中不可或缺的一环，跟"我家孩子不吃青菜""我家孩子不写作业""我家孩子不想练琴"是一样的。有的家长是能够在付过几次牙医的账单以后把这个意识提升上去的，当然如果你看了这本书就能意识到的话就更好了。

再说几句多余的话，我曾看见一个崩溃的爸爸在诊室走廊里吼一个正在哭的孩子："爸爸都告诉你不疼了，怎么就不能配合？！"这个爸爸要反思，为什么在身处一个陌生环境的时候，孩子不信任他呢？与君共勉吧。

6 居然长出双排牙

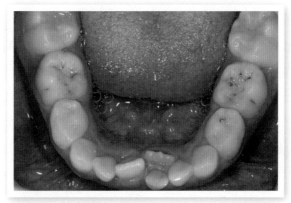

供图人：北大口腔吴晓冉医生

一分钟讲明白

虽然我不是一个儿童牙医，但微信里亲朋好友问我最多的问题就是这个，还会配一张模糊的照片：孩子大张着嘴，下边门牙的内侧牙床上有个白色的横条。下门牙往往是孩子换的第一颗牙，所以家长也都没什么经验。其实，这就是恒牙的下中切牙萌出了。

乳牙还没掉，恒牙就长出来了，老百姓形象地称之为双排牙。

新萌出的恒牙也很随和，既然原来的地方还有乳牙，那它就换个方向换个位置长，都能凑合，但门牙的队列却就此打乱了，没法整齐划一了。所以，**每天给孩子刷牙时一定要上心，**

检查一下有没有类似的情况出现。

为什么现在这么多的孩子会出现双排牙呢？

这就跟现在乳牙龋齿呈上升趋势是一个道理。食物丰富了，精细了，孩子们也活得更"精致"了。就说吃苹果，现在削皮都不算什么了，普遍是要再切块，等孩子心情好的时候吃两口。哪像我小时候，不怎么甜的"国光苹果"，有就不错了，有时都顾不上洗，用衣服擦擦就吃的事也干过。恰恰就是在大口啃咬的过程中，给了牙齿和颌骨足够的刺激和锻炼，因此乳牙到日子也就自然顺利下岗了。

这该怎么办

如果发现了恒牙露头，要看看对应的乳牙有没有松。如果已经松得比较厉害了，就鼓励孩子多舔一舔、摇一摇，或者多啃点苹果、玉米之类的食物，可能就能促成乳牙的及时脱落。如果三五天甚至一周还没有进展，要及时找牙医，把乳牙拔掉。这样恒牙前方的障碍清除了，在萌出的过程中它就还有机会自己重新调整到正确的位置上来。而且这种拔牙，对于这个年龄的孩子来说，通常都没有什么问题，打一点麻药或者抹一点麻药，就能搞定，不用太过紧张。

另外，给孩子选择食物时，要有意锻炼一下孩子啃咬和咀嚼的能力。孩子年龄大一些以后，就要吃整个的水果。这样不但可以补充维生素和纤维素，还能让孩子有一个健康的口颌系统。

⑦ 给孩子打麻药

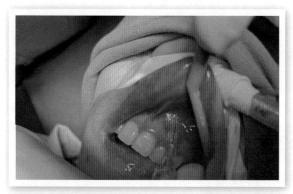

供图人：@牙医景的无痛生涯

一分钟讲明白

打麻药无疑是人类文明之光，不光是能让患者免受躯体痛苦，也是对我们这些医务人员心理健康的守护。疼痛不光影响患者的体验，也同样限制我们医术的发挥。本来还应该再磨一下的，然而看着患者紧锁的眉头、抽搐的嘴角、紧握到发白的手指，我们就会觉得那一下也未必非磨不可。所以，如果怕疼，同时也不能在看牙时表现得"大义凛然"，就请安心接受麻醉带来的平和。

牙科用的都是局部麻醉，通常都是在需要操作的邻近位置的牙床注射一点麻药来完成。麻药的用量也很少超过 5 毫升，并不会造成患者的意识丧失，也不会影响患者的思维判断和记忆力，也不耽误患者自己开车回家。孕妇也有可以用的麻药，哺乳期也可以打麻药。

临床有三种比较常用的打麻药方式：局部浸润注射、下颌神经阻滞麻醉、STA 麻醉仪注射。

局部浸润注射，就是治牙前在相应位置的牙床上稍微打一点麻药。这种针比较细，注射轻柔一些的话，痛感也不太明显。这种麻药打法是最常用的，对于上牙的麻醉效果非常好，对于下牙有时效果要差一点，因为下颌的骨头比较厚实，麻药渗透慢。打的过程中一般会疼两下：针头刺破黏膜的那一下刺痛和推注药液带来的那一下胀痛。怕疼的同学可以跟医生说："大夫麻烦您慢点推。"显得既懂行，又不矫情。

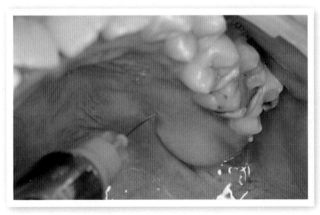

供图人：@口腔医生程庚

下颌神经阻滞麻醉，一般用在治疗下面牙齿的时候。这个进针的位置是在腮帮子后部，是一种比较深的注射，用到的针头要长一些，相应地，也就会再疼一点，对于麻醉技术的要求也高一些。这一针下去，对应的麻醉部位是左侧或者右侧的下颌牙齿、牙床和半边舌头。也就是一针下去，左下或者右下半边就都麻了。

STA 麻醉仪注射，是个小机器，长得就不太像针头了，所以对于特别怕针的大朋友和小朋友更友好一些。儿科用这个用得就比较多。它相当于是一个电脑控制的注射泵，能够以比较稳定的慢速和压力来注射麻药，理论上是会让患者更舒适一些

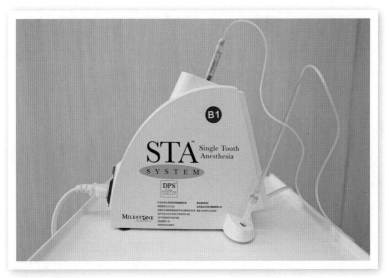

供图人：@湘水 HOH

的。特别是有的牙齿，由于炎症比较重，即便是用了头两种方式的麻醉，仍然不止痛，那就可以用这个机器再试试。

会有什么体验

打完麻药以后，患者也不是什么都感觉不到了，很多时候还是有触觉的，也就是还知道医生在操作，但是不疼。

也有的朋友感觉好像脸肿了，其实并没有，只是麻木的感觉。

还有不少朋友在漱口的时候觉得都有点兜不住水了，担心自己是不是面瘫 + 口歪眼斜了。其实也没有。麻醉后的运动神经并没有受到影响，此时你的表情还是很自如的，之所以会这样，是因为一部分感觉被屏蔽了。

麻药会很快过劲吗

我有时给患者朋友打完麻药会稍微等一会再开始操作，有的患者朋友就很紧张，让我赶快开始，怕再等一会麻药劲儿就过了。

现在的麻药都比较好，一般都可以持续几个小时的时间，所以，也不用着急。

小朋友打过麻药以后麻痹的时间一般会更长。家长一定要看着点儿，还要告诉孩子，别咬嘴唇玩，因为在麻醉期间他咬嘴唇时会有一种挺新奇的感觉，不会疼，但等麻药劲儿过了，可能会发现咬出一个大溃疡了。

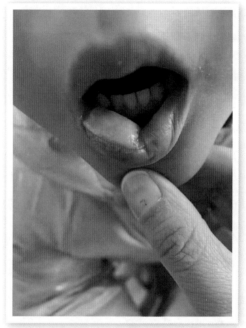

供图人：@青年牙医－小冐

第 7 章

最热门的正畸问题

1 正畸的黄金年龄

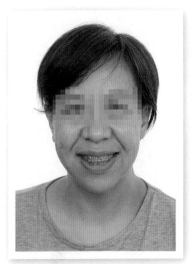

供图人：北大口腔王雪东医生

关于年龄限制

牙齿正畸不像是牙疼，没有一个明确的时间点引导大家前来就医。大家感觉生活中和影视作品中戴牙套的都是青少年，所以很多成年朋友在知道牙齿可以矫正以后，或者经济独立了以后，比较大的一个纠结也在于：我是不是已经过了牙齿矫正的年龄了？

牙齿矫正只有年龄的下限，3岁以内不太适合，但并没有上限。

3岁以内的孩子一般不会进行矫正治疗，因为孩子实在是太小，没有办法配合。而年龄的上限是不存在的，现在五六十岁的人做牙齿矫正已经不算是什么稀罕事了，但这也并不意味着所有的成年人或者中老年人都能进行矫正治疗。

正畸的条件

正畸虽然没有年龄的限制，但要求牙周健康。具体是指：没有牙龈流血、牙龈肿痛、满嘴的牙结石、严重的牙龈萎缩或者牙槽骨吸收等情况。有的朋友可能会问，曾经得过牙周疾病是不是就不能矫正牙齿了？牙周不健康主要是指未经治疗和控制的牙周炎症发作阶段。过去得过牙周炎，也有了一定的牙龈萎缩和牙槽骨吸收（别太严重，破坏程度别超过1/2），但在完善的牙周治疗之后已经不再发炎了，现在处于一个健康的稳定期的人，还是可以进行矫正的。

除了牙周健康以外，还有一些不那么常见的问题，也可能会影响牙齿正畸，比如：

颞下颌关节痛，也就是耳朵前边的"挂钩"处疼。这种需要先去找医生对关节进行评估和治疗。

张口受限。由于多种原因，张嘴幅度不足两指的，没法进行口内操作。这个不光是不能做矫正，很多牙科治疗都难以进行。

先天或后天因素造成牙根普遍短小者，接受牙齿矫正也需慎重。

再有就是一些全身疾病情况严重者，也不宜在病症没有得到控制前进行牙齿正畸，比如患糖尿病、骨关节炎者，长期服用抗炎药或免疫抑制药者，要咨询内科医生的意见。

还有一点容易被都市的年轻人所忽视，就是**能否保证在两年内以稳定的频率进行复诊**。比如钢丝矫正要求是 1 ～ 2 个月复诊一次；隐形矫正相对宽松一些，复诊周期可以是 2 ～ 6 个月；在留学等无法面诊的特殊情况下，也要借助手机等设备进行远程复诊。

小朋友正畸的时机

对小朋友来讲，什么时机见正畸医生是比较合适的呢？家长对此比较重视的，或者孩子先天情况比较复杂的，**孩子 3 岁左右时就是见口腔正畸医生的第一个时间点**。

这时候需要正畸医生评估一下是否需要在早期就开始对孩子的颌面牙齿发育进行一些干预。需要干预的最常见的情况，就是"地包天"。

它的成因比较复杂，有的单纯就是喂养姿势不正确导致的，纠正了以后很快就好了，也有的一看父母的脸型就知道这孩子以后八成需要治疗。如果是遗传因素比较明显的，那可能就要从孩子能配合时就开始进行治疗，以确保孩子的上颌骨骼能够

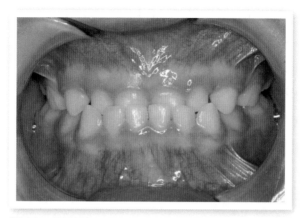

供图人：@ 牙医 lina

正常发育。这时的治疗一般也不复杂，需要治疗半年到一年，然后根据孩子的发育情况，评估后续是否还需要治疗。

第二个关键期是孩子 7～9 岁时。这时孩子上面的四颗门牙都已经换完，可以带孩子看看是不是在这个阶段需要做一些处理。但有些情况，家长是不必焦虑的。如门牙有缝，是发育中的正常现象，随着后牙逐渐萌出，多数是可以自行缓解的。

第三个关键期，也就是对于多数孩子来说真正的"黄金期"：12～13 岁。这时乳牙已经全掉了，替换的恒牙也都基本就位。这时孩子的牙齿排列就已经基本定型了，有什么问题都可以在这个阶段解决，而且这时孩子的牙槽骨代谢活跃，牙齿移动也比较容易，是戴牙套的好时机。

但也有一些孩子情况特殊，比如存在一些颌骨发育的问题时，就可能要观察到 17～18 岁，等脸型也基本定型了，判断是否需要结合正颌手术，然后再根据手术的要求进行牙齿矫正。

一句话，**正畸的最佳时机是 12 ～ 13 岁，次优时机就是现在**。毕竟 18 岁以后的患者，在医生看来就没什么区别了，给他们做的矫正都叫成年人矫正。对于牙齿排列有要求的，随时去找专业的口腔正畸医生咨询就好了，但记得要选专业的正畸大夫，因为不是所有的牙医都精通牙齿矫正。

正畸与怀孕

还有一个有点特殊的时期我要提一下，就是孕期。

简单来说是这样的：**正畸能怀孕，怀孕不正畸**。正做着矫正呢，怀孕了，可以要孩子；如果没做正畸时已经怀上了，就先别着急开始矫正，等生完孩子再来。

② 钢丝矫正和隐形矫正

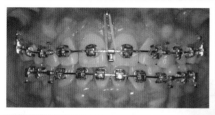

供图人：@隐形矫治医生关心

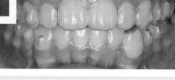

供图人：@牙齿矫正宋扬博士

隐形矫正与钢丝矫正的简介

钢丝矫正，又叫固定矫正，就是牙上粘钢制或陶瓷制的托槽，然后托槽被一根钢丝（其实是镍钛合金）连起来的矫正技术。每次复诊的时候医生通过调整那根钢丝，来给牙齿加力，促使牙齿缓缓移动。

隐形矫正则是用计算机辅助技术结合 3D 打印，制作出很多副透明的牙套，每副牙套上牙齿的位置都有细微的变化。顺利的话，就这样一副一副地换下去，牙齿就逐渐排齐了。

那应该选择钢丝矫正还是隐形矫正呢？其实这个选择如果让患者来做，那就基本只剩下价格一个因素了，因为同样水准的医生，隐形矫正的费用是一定比钢丝矫正要贵的。在不少朋友看来，隐形矫正和钢丝矫正相比，除了贵，没别的毛病。隐形矫正更美观是一定的了，相对来讲还舒适一些。

但也没有那么完美，隐形矫正毕竟"出道"时间还不长，没钢丝矫正那么成熟，比如现实中有很多朋友就是先做的隐形矫正，最后又改回了钢丝矫正。

隐形矫正与钢丝矫正各有所长

隐形矫正和钢丝矫正，具体来说，有什么不同呢？

从医生看来，两者的原理还是不太一样，也注定了它们的适用场景会有所不同。虽然现在很多和许大夫一样的全科牙医也在开展隐形矫正，但其实隐形矫正对于医生的要求反而要比钢丝矫正更高一些。应对稍微复杂一点的病例时，要求医生最好先有钢丝矫正的技术和经验，这样当隐形矫正过程中出现了和预期进度不符的情况时，医生才有能力进行有针对性的调整。

钢丝矫正更适用于大范围的牙齿移动，比如拔牙矫正的病例。拔牙创造间隙以后内收前牙，有利于改善牙齿和嘴唇的前凸程度。**钢丝矫正还适合于需要将后牙前移的情况**，比如磨牙拔掉了，正好还有颗多余的智齿，需要把它拉到前边来；**也适用于骨性因素比较多的矫正病例**，即牙齿排列的问题在一定程度上是由于骨骼发育异常造成的。

隐形矫正更擅长的则是向后推磨牙，比如前牙有点拥挤，需要把磨牙向后再挪挪，让前边松快松快，这样就能排齐牙齿；还擅长牙缝的关闭，比如前边一排牙，谁和谁都不挨着，需要让牙紧密排列。另外，如果别的地方都没啥大毛病，就前牙有一点点不齐，只需要做点小调整的，隐形矫正会比较合适。

如何选择

具体该采用什么技术，还是要看医生对于两类技术的精通程度，以及牙齿的具体情况。

这也正是矫正的难点所在：每一个病例都需要个性化的设计，而这种设计所凝聚的经验和智慧，短期内还难以被人工智能所替代。

关于隐形矫正、钢丝矫正的选择，还有一个依据是大家容易忽略的，就是对自己自律能力的信心。

隐形矫正的优势在于舒适，且关键时刻可以摘下来，但如果一天戴不够 22 个小时，是可能会影响效果的。听说确有一批青春叛逆期的小朋友，就是戴不够应有的时间，影响了疗效。而钢丝矫正就没有这个问题了，你想摘都摘不下来，因此也更容易坚持下来。

3 正畸是不是一定要拔牙

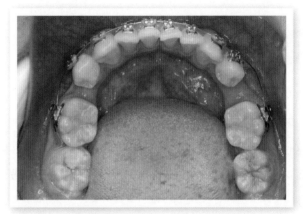

供图人：北大口腔王雪东医生

一分钟讲明白

很多朋友之所以自己没有矫正牙齿，或者没有给孩子矫正牙齿，是听说正畸之前要拔掉几颗牙齿，于是就犹豫、害怕、彷徨了。咱们说说这个事。

确实有挺多的正畸患者是需要配合拔牙的，尤其是在亚洲人中，由于脸型的问题，拔牙的比例比欧美国家要高。为什么要拔牙才能把牙齿排齐？这就要先说说为什么现在的人牙齿不齐的有这么多。

我们要是去北京周口店之类的博物馆参观会发现，那时的古人类虽说身高、体重、样貌都和今天没法比，但牙都是蛮整齐的，同时还有一个凸出的上颌以及配套的大下巴。因为那时候茹毛饮血，太需要咬合的力量了，所以就有了配套的骨骼肌肉和牙齿。后来有了火，有了农业，越吃越精细，不再需要那么大的咬合力量了，于是用进废退，骨头开始退化，也就有了现在那么多尖下巴，同时牙也在退化，但进度稍慢了一些，也就形成了智齿长不出来，前牙拥挤的局面。

打个比方，2 个车位停了 3 辆车，要想把车都摆正，要么扩建一个车位，要么挪走一辆车。扩建车位比较难，虽然在青少年时期有时是可以实现的，但更简单的方式就是挪走一辆车。这也就是不少朋友正畸前需要拔 4 颗牙的原因。

上下左右各拔一颗，腾出对称的空间，有利于把牙排整齐。

正畸通常需要拔哪些牙

一般拔的是前磨牙，也就是所谓的 4 号牙或者 5 号牙。

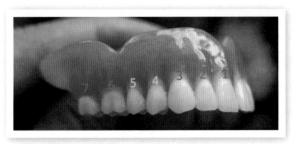

供图人：@许桐楷

因为它们的位置比较居中，拔完之后，使得前牙往后挪或者后牙往前挪都很方便，而且它们个头儿不大不小，既不影响前牙美观，又不影响后边磨牙的咀嚼功能，所以在需要的时候就把它们几个"牺牲"了。

大家也不用担心少了这几颗牙会有很大影响，只要最后牙能排齐，就没啥影响。而且有的时候，刚好嘴里有那种前途晦暗的坏牙时，就可以考虑把坏牙拔掉，这样既腾出来了空间，又消除了未来缺牙的隐患。换个角度说，如果你现在已经缺了一两颗牙，碰巧还有点门牙不齐，那应该认真考虑一下要不要做个矫正。说不定，做完矫正，你既获得了外观的提升，又消除了缺牙的空隙。

拔牙对正畸的影响

坊间有种说法，说做正畸之前如果不拔牙的话以后会更容易复发。这个现在学界还没有明确结论。但在一些情况下，比如想要让门牙别那么凸，需要把它们内收一些，拔牙后的改善幅度肯定会更大一些。

也有朋友担心拔牙会延长整体的治疗周期。这个也没有明显的关联。不管拔不拔牙，成年人矫正一般都需要两年左右。但先拔牙后矫正的病例，相对来说牙齿需要移动的范围更大一些，对医生的技术和经验要求也就更高一些。

拔牙与正畸的时间间隔

只要正畸的方案已经制订好了，并且已经确定要进行治疗了，就可以拔牙了。

拔牙后一周左右，伤口初步愈合，就可以开始正畸治疗了。但也不用把时间卡得特别紧，拔完以后过一段时间再开始矫正也不耽误什么。

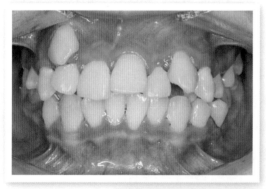

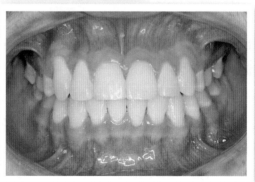

供图人：北大口腔王雪东医生

4 正畸的痛苦程度

正畸的常见痛苦

不管是钢丝矫正还是隐形矫正，原理都是给牙齿一个持续的不大的力，诱导牙齿周围的牙槽骨改变，进而实现牙齿在牙槽骨中的缓慢移动。

整个正畸过程中，难受的感觉主要来自牙齿酸软和口腔溃疡。

所以戴牙套最难受的时间要数第一周。这时牙齿会非常酸软无力，西瓜都咬不动。很多人说矫正能减肥也是指的这个阶段，所以这几天最好给自己准备点好嚼的食物，甚至是不用嚼的食物，保障营养。

然后，牙齿会开始有些松动，因为牙都是先变松，然后才能移动的。这个阶段的难受主要发生在咬东西的时候，待着没事不用牙的时候应该还好。

再然后，随着牙齿的移动，牙齿受到的力就逐渐减小了，不适的感觉也会有所缓解。等到复诊的时候，医生会再次给牙齿一个"新鲜"的力量，接下来的几天又会比较不舒服，但通常都没有第一次那么严重。

在这个问题上，隐形矫正要优于钢丝矫正，因为钢丝矫正一般是一个月加一次力，而隐形矫正是每周换一副牙套，也就是每周加一次力。同样的时间，钢丝加一次力，隐形可以分成四次加力。这样每次的力度就可以稍微小一些，也就舒服一些。

除了感觉牙齿酸软以外，还有一个比较烦人的体验就是长溃疡。

口腔溃疡的病因比较复杂，说实话，我们还没有研究得很清楚。简单地说，溃疡的产生跟很多因素都有点关系，比如饮食、睡眠、精神状态等。但有一点比较明确，就是异物的摩擦刺激，肯定会增加长溃疡的概率。特别是钢丝矫正，听着就有点扎嘴，不过器具在这方面也一直在进步，现在整体还是比原来强得多了。但如果你本身就是爱长溃疡的体质，一个月就会有一次，一波未平一波又起的那种，那建议你还是先看看口腔黏膜科，咨询医生能否稍微控制一下溃疡发作的频率，否则矫正过程中可能会发作得更加频繁。当然，这种情况下选择隐形矫正应该会好很多。

需要看医生的情况

以上是常规的"难受"，也有一些情况大家不要忍，一旦出现要及时找医生复诊。比如牙齿不光是咬东西不舒服，还**出现了待着没事都疼的情况，怕凉怕热怕得厉害**。这说明可能有牙齿得牙髓炎了，需要及时治疗。

另外就是**牙龈的红肿出血**也要引起重视，要看看自己是不是对于口腔卫生的维护有所松懈了。如果一两周还没有缓解，也要及时就医。

还有就是门牙在正畸过程中突然整体颜色变暗了。这很可能是牙齿在移动的过程中营养供应出现了问题，牙髓坏死了。这只要及时处理，我们还可以把颜色变回来，关键是别让这颗牙根的周围发生炎症，影响矫正。

最后就是生活上的一些不便了。有些东西最好就别吃了，比如坚果、脆骨、带核的、硬糖等，因为容易造成粘在牙齿上的正畸装置脱落。鸡翅和排骨，最好能把肉拆下来吃。水果，比如苹果，也是最好切块吃。大家还应该准备一套便携洁牙装备，在外出进餐或吃零食后，及时清洁口腔。

⑤ 正畸后的复发

复发的定义和原因

复发就是牙齿回到矫正前那样，又有些影响功能和美观了。如果仅仅是个别牙多年后发生了些许偏移，这个就不算复发。毕竟就算不做矫正，不少人的牙齿也是会有些变化的。

正畸后复发最常见的原因就是没有按要求佩戴保持器。

保持器就是一个量身定做的透明牙套，很薄，但有点硬度，戴在嘴里就可以让牙齿保持在正畸结束时的位置。

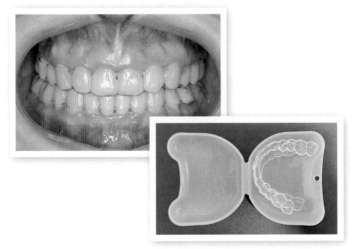

供图人：@隐形矫治医生关心

通常来说，正畸结束后，保持器还应该至少戴两年。第一年是全天佩戴，第二年是晚上睡觉时戴。很多正畸大夫更推荐的是终身睡觉时佩戴，把它也变成生活习惯的一部分。因为佩戴保持器并不会造成什么不适或者负担。正确佩戴保持器就可以始终让牙齿保持在最完美的状态，而且不少人睡觉会磨牙，戴保持器还能避免牙齿的磨损……如果坚持不下来，至少头两年大家还是应该按照要求佩戴保持器，因为牙齿刚移动到新的位置，需要一个适应期。

现在除了活动的保持器，还有一种不用每天摘戴的，就是在牙齿的内侧用树脂粘一根钢丝，用钢丝把几颗牙齿连在一起。它的优点就是相对舒适，且日常不用刻意护理。但缺点也有，就是容易开胶，而且个别牙的开胶有时自己发现不了，等到发现时，可能牙齿已经歪了，需要大家定期复查。

复发的另一个原因，就是可能由于医生技术和经验不足，牙齿还没有排到一个相对稳定的状态。这种复发的变化往往会又快又明显，多半还伴随着咬合的不舒服。如果有这种情况，那么可以找更有经验的正畸医生检查一下，看是否已经达到了正畸结束的标准。

还有一个现在还不太确定的复发原因，就是智齿处理不当。不少人正畸前并没有把智齿拔掉，后来随着智齿的萌出，挤占了一部分空间，造成了前牙的再度拥挤。所以有些正畸医生会很积极地建议大家把智齿预防性地拔掉。但关于智齿是否是造成前牙拥挤的原因之一，目前学术界还有着不同看法。所以大家可以看情况，如果智齿的情况不是太复杂，那就拔了吧，毕竟留着也没啥用。

怎么知道是否复发

如何判断自己是否复发了呢？最简单的方法就是**看保持器还能不能戴上，或者戴上以后是否有个别牙齿感觉特别紧**。复发刚刚发生时，比较推荐的策略就是及时止损，重新制作保持器，延长佩戴时间，让牙齿保持在现有的位置。但如果是由于正畸不到位造成的复发，就会比较麻烦，可能需要二次矫正，但好消息是二次矫正有时候会简单一些。

第8章

牙医的"工具箱"和口腔科常见操作

1 ⟩ 精准和贴合离不开排龈

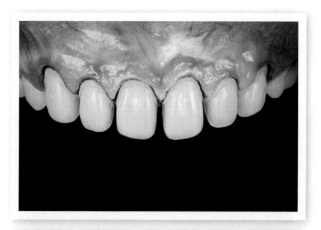

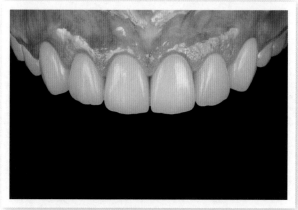

供图人：@温州牙医张超旺

排龈是什么操作

牙齿和牙龈之间不是紧密相连的，在这个位置有个缝隙，我们叫龈沟。**排龈一般就是把一个特制的棉线，塞到龈沟里，把这个缝隙撑开一点点，让牙龈和牙齿间分离一点点，这样取印模时就可以保证精确度了。**

为什么需要排龈这种操作呢？

排龈最常见的应用有两个地方：一是做牙冠；二是补楔缺。

做牙冠的时候，先把牙齿磨成我们想要的形状，然后就要用一个类似橡皮泥的东西，给牙齿取个印模，也就是把牙齿的形态复制出来。印模取好以后，我们会往里灌石膏，这样就有了一颗跟患者的牙齿尺寸完全一致的石膏牙。然后技师会在这颗石膏牙上定制一个牙冠，这样安到患者的嘴里才会合适。

做牙冠时为了追求牙冠对牙齿表面的全覆盖，牙冠的边缘就必须位于牙齿和牙龈交界的位置，甚至还往牙龈里藏一点点，这样做好后牙冠和牙齿之间的接缝就最不明显。这就要求牙冠和牙齿之间一定要严丝合缝，多一点少一点都不行，否则会导致这里积存细菌和食物残渣，容易引发牙龈炎。而我们取印模时用的橡皮泥，是没法区分哪里是牙齿哪里是牙龈的，如果不加以处理，从石膏模型上就无法准确判断牙冠从哪里开始做起。这时就需要排龈了。

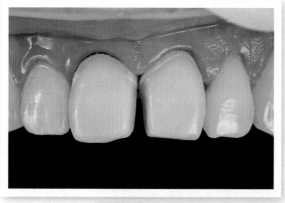

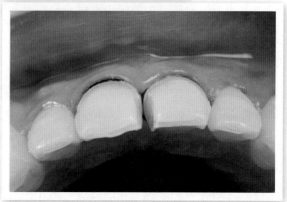

供图人：@巴掌大 _ 若只如初见

不是每次做牙冠都需要排龈，如果牙冠的边缘不挨着牙龈时，就不用排龈。比如我们把边缘设计在了牙龈以上一两毫米，那就不需要排龈了。在美观能接受的情况下，这样做对于牙龈的刺激最小，或者说就没有不良影响。

补楔缺，就是补前边咱们提到的那个牙根附近的一排横槽。

楔状缺损发生在牙齿和牙龈交界的位置，所以很多时候我们要补的位置紧挨着牙龈。为了操作方便，也为了在这个位置使得补牙树脂和牙齿能够更好地贴合，有时我们也会用排龈技术，让牙龈和牙齿稍微分开一会儿。

排龈是什么感觉

排龈的时候牙龈会有点胀胀的感觉，个别地方也有一点疼，是因为我们要用器械把那根棉线塞进去，但这对于牙龈没有什么伤害。除了塞棉线，有时还有一些替代的手段，比如排龈膏，就是在需要的位置抹上一点药膏。这个药膏也能达到类似排龈线的效果，但这就舒服多了。不过排龈膏还属于新事物，也有点成本，所以还不是哪里都有。

所以，做牙冠的时候，可能会有这么一个步骤，希望大家理解、配合。

② 为什么要取印模

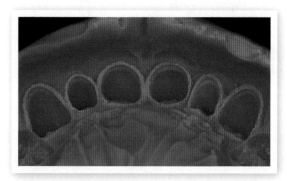

供图人：@温州牙医张超旺

取印模是什么

取印模，即用高级橡皮泥把牙齿的形状复制出来，然后在外边用石膏再造一颗 1：1 的"牙齿"，在这个上边做牙。

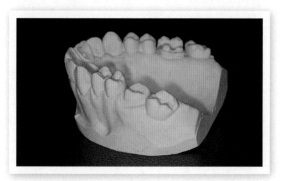

供图人：@口腔医生程庚

什么时候需要取印模呢？那就先来说说补牙。

补牙大家都相对比较熟悉，但如果用比较高的标准来看，我们要在有限的时间内、局促的空间里，克服潮湿等不利条件，完成一件微米级别精度的雕塑工作，而且能够使用的材料也比较有限，还只能是可以在口腔内进行塑形并固化的树脂材料。

于是补牙这件事就有了两个思路：一是直接法。在嘴里创造各种条件，苦练技术，也能有相当不俗的效果，练过和没练过的，云泥之别。二是间接法。既然嘴里施展不开，我就到外边来弄。想要在外边做，做好以后还要能装在嘴里，这就需要用到取印模这个技术了。

取印模的过程会经历什么

取印模现在有两种方式：**传统方式和光学印模。**

传统的又分两种：一种是比较精密的、高级的，但味道不太好，在嘴里操作的时间也比较久的硅橡胶取模，也叫"咬牙印"。

硅橡胶就是会有一股胶皮的味道，但这种材料的复制精度很好，毫发毕现。比如说右下做了一颗牙冠，那下牙就应该用这种硅橡胶来取印模，确保假牙的精密度。这个牙印最好是在相对干燥的表面才有最好的性能，所以在咬牙印之前，我们会很认真地吹那颗牙齿。吹的时候，需要患者克制一下，别用舌头去舔了，轻轻张开嘴，不用咧嘴，保持腮帮子放松就行。另外，虽然叫"咬牙印"，但实际上并不需要咬，张着嘴就好。硅橡胶一般要在嘴里停留四五分钟，直到它彻底固化。取下来的时候会有点费力，不过不用担心，不会把牙粘下来。通常，下牙用硅橡胶取完印后，我们还要给上牙也取一个。

据不完全统计，有八成的朋友会问一句："咦？也不做上牙，为啥上牙也要咬牙印？"因为我们得有了上牙，才能知道下牙做多长才合适，做出来的下牙在咬合的时候才舒适。但对面的牙确实不需要那么精确，我们从成本的角度出发，会用到另外一种材料——藻酸盐。这是一种海藻提取物，比硅橡胶舒服多了，味道也好一点，主要是不用在嘴里放太久，拿下来也相对轻松。

取这个印模的时候因为难免有些材料会碰到大家的嗓子眼、舌头根，再加上有点紧张，有的患者可能会有点干呕。不用尴尬，这挺常见的，如果出现了不适感，别急着把嘴里的东西往外掏，那样一是前功尽弃，二是材料还没干，也掏不干净。可以坐直一点，稍稍低头，尽量放松，深呼吸，鼻子吸气口呼气，重复几下，一般能把那个恶心的感觉压下去。

有的患者就是很怕这个环节，那么有个好消息，我们现在有了更新的手段：光学印模。简单来说，光学印模就是把一个小摄像头伸到患者的嘴里，它一边录像一边就把牙齿的三维信息都传到电脑上了，然后就可以在电脑上直接设计假牙了，实现数字化的假牙加工。这样更舒适，也很精确，关键是数字化以后，我们可以更快地把假牙做好，提高效率，甚至可以当天就把假牙做好，减少大家就诊的次数。

③ 带来安全和舒适的橡皮障

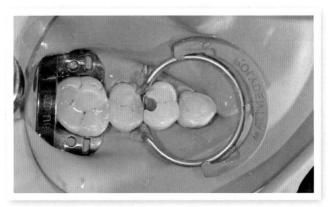

供图人：@济南牙医国洪波

橡皮障是什么

橡皮障的英文名叫 Rubber Dam，低水平直译的话，应该是"橡胶坝"。这也更好地揭示了它的作用：挡水。

在牙科治疗中，如果想要把水挡开，橡皮障是一个很有用的辅助工具。它一般由三个部件组成：一块橡皮布，最常见的是绿色或者蓝色（因为和红色的牙龈、黄色的牙齿反差比较大）；一个金属或树脂材质的夹子，把橡皮布固定在牙齿上；还有一个框架，辅助把橡皮布展开。上好以后，在牙医的视野里就只有需要被操作的牙齿了，其他不相干的牙齿就都被隔开了。

橡皮障是什么

这个"隔离"有多重意义，容我一一道来。

橡皮障可以挡水，防恶心。

很多患者之所以怕看牙，原因之一就是我们那个小钻头总在喷水，让人有种窒息感。还有的患者嗓子眼比较敏感，容易恶心，而且越紧张越容易干呕。但这个水是万万不能没有的，因为要靠它降温。小钻头以每分钟十几二十万转的速度在转，如果没有充分的水冷，牙会被磨焦，而且温度上升还有可能导致牙髓发炎。虽然有根小管子一直在帮大家往外抽水，但敏感的朋友，嘴里有水就不自在，就总想起来吐。一劳永逸的方法就是上个橡皮障，喷的水就被挡住了。很多原来很容易恶心的患者在接受过橡皮障的治疗后都赞不绝口。

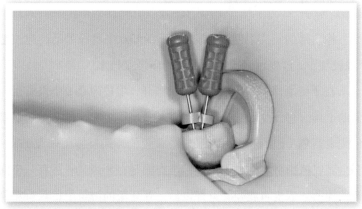

供图人：@口腔医生程庚

橡皮障还是保障医疗质量的有力工具，特别是在根管治疗的过程中。

根管治疗是清除根管内病菌的治疗。如果我们一边做根管治疗，把牙齿里的病菌都掏出来了，但同时唾液又时不时地流到牙洞里，就有点前功尽弃的意思，或者说成功率可能会大幅降低，因为口腔中的唾液是含有大量细菌的。

还有，给牙齿内部消毒的药水对于牙齿是没问题的，但如果流到嘴里，对牙床和舌头还是有刺激的，我们也需要把这部分液体挡住。过去我们会尝试用棉球、纱布卷等材料堆在牙齿周围，起到隔湿的作用，但它们很快就会湿透，需要不停地更换，而且有的时候它们还会移位，挺让人崩溃的。用上橡皮障以后，这些问题就都没有了，很容易就可以把根管里涮得干干净净，对于提高疗效有着不小的帮助。

客观来讲，橡皮障虽然已经是执业医师考试中的必考内容，但在国内的普及率还有待提高，也不是所有的医生都有条件在橡皮障的辅助下开展工作。不过，如果你想找到一个技术在平均水准之上的医生来对付你的复杂牙病，橡皮障应该是个加分项，甚至是必选项。

橡皮障还可以避免患者朋友误吞治疗时的各种小工具。尤其对小朋友和老年人来说，这是很好的保护。因为小朋友有的时候不能很好地配合，会突然动起来，导致医生失手。老年朋友则是因为喉部感觉不灵敏了，意外掉下去点什么也不容易直接吐出来。

其实对于治牙、补牙来说，如果在一些环节能够使用橡皮障进行操作，也会有所裨益，但那就属于锦上添花了，目前还不能强求。

再次强调一下，对于根管治疗，使用橡皮障是很有帮助的，现在越来越多的医生也开始在橡皮障的辅助下进行更加规范的根管治疗了。

④ 成型片有什么用

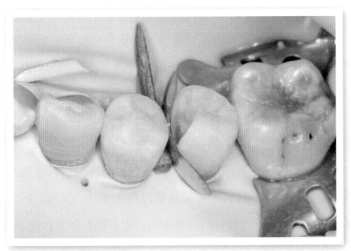

供图人：@路漫漫牙医

成型片是什么

两颗挨着的坏牙不能连在一起补，补过的牙缝应该还可以顺滑地使用牙线，且多数情况下补完牙是不应该塞牙的。

为了更好地达到这个治疗目的，牙医会用到成型片。

成型片的作用

成型片的第一个作用，就是在用树脂补牙的时候把相邻的牙隔开，避免两颗牙齿被粘在一起。补好以后，成型片就功成身退了。

成年人比较爱坏的是后牙牙缝，特别是长期用无氟牙膏的，而且坏起来都是成对的。一个牙缝里没弄干净，相邻的两颗牙就会各有一个小洞。在补两颗相邻的牙时，是不能将两颗牙凝固在一起的。所以这个时候就要用到成型片，确保两颗牙不被粘在一起。

成型片的第二个作用，就是确保我们补牙的材料能跟牙齿严丝合缝。补牙的材料，应该跟牙齿形成平滑的过渡，顺应牙齿外形，不能使牙齿和材料间有道沟，更不能有个"台阶"。因为平滑的外形才有利于清洁，一旦有了缝隙或者"台阶"，不管是谁高谁低，在这个位置都有可能造成细菌和食物残渣的堆积，从而带来两个后果：一是容易在这个位置形成新的龋齿，二是这种位置如果临近牙床的话，滋生的细菌和产生的毒素还会刺激牙床，产生炎症，久而久之甚至会造成牙龈萎缩。

补牙后，我们都会用器械来检查补后的表面是否平顺。补好的牙缝，用牙线测试时，牙线应该有一定的阻力，但能通过，并且牙线在牙缝里的上下移动应该没有什么障碍，且不会很容易就拉丝，否则可能就意味着牙缝里的材料形态还有改进的空间，应该再调整一下。

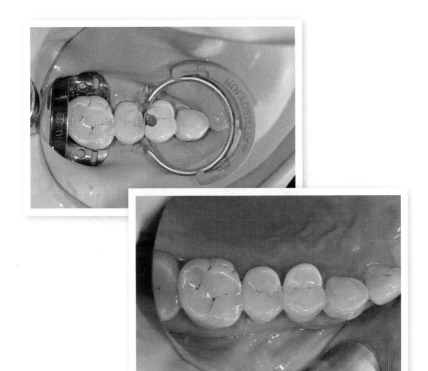

供图人：@济南牙医国洪波

成型片的局限

现在的成型片，能够很好地帮助恢复牙齿邻面的外形。不敢说绝对，但对于绝大多数情况，用成型片辅助补牙后，都是可以做到补完不塞牙的。当然，如果缺损很大，牙齿和牙齿之间的距离也有点远，那么靠树脂补牙确实难以恢复良好的牙齿间接触，这个时候就可以考虑局部做一个嵌体，用体外雕塑陶瓷或树脂材料，来更好地恢复牙齿外形。

5 大显神威的显微镜

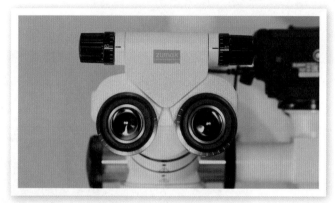

供图人：@口腔医生程庚

显微镜是什么

牙科显微镜，往往都是诊室中最吸引眼球的设备，身姿挺拔，工业科技感十足。**虽然它叫显微镜，但我觉得有点亏心，因为其实最大只有二三十倍的放大倍数，不过它确实是个好宝贝。**

早在20世纪初，就已经有牙医开始把这种显微镜用于医疗，但国内差不多是近十几年才开始逐渐普及的。说它好是因为它拓展了牙医视力的极限，让我们可以看到更多细节，毕竟看到才能做到。而且使用显微镜就要求牙医必须有一个端正的坐姿，被动保护了牙医们不堪重负的颈椎。

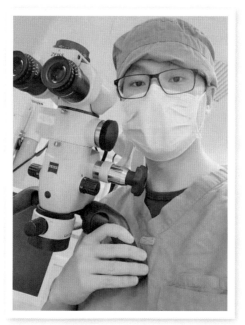

供图人：@许桐楷

显微镜的应用范围

显微镜虽好，但这东西要有一个比较长的学习过程，不是拿起来就能用明白的。医生需要进行大量的训练和练习，才能适应在显微镜下工作。另外，对它也不能有太高期望，它也仅仅是能把本来就能看见的东西照亮、放大，而不能透视，也不能拐弯。

最让我们哭笑不得的是，经常会有患者拿着基层医院的病历来，说原来的医生没法完成治疗了，因为"他们的设备有限"，"如果有显微镜，一看就能治好"。但这个想法是靠不住的。有了显微镜，在很多治疗中确实如虎添翼，特别是根管治疗中，但看到也不一定完全能治好，何况很多时候问题也都是出在看不见的地方。所以，在此稍微澄清一下：显微镜确实是牙科门诊中的一大助力，未来甚至可能成为专科门诊的必备装备，但治病还是得靠大夫的经验和技术，没有什么牙病是显微镜一看就能好的。望周知。

显微镜的优势在于精细操作，但也没必要追求治疗全程都在显微镜下进行，因为一旦高倍放大以后，视野会变得很小，医生无法兼顾全局。

显微镜用得好，需要患者的配合

如果大家要接受显微镜下的治疗了，一定要找个舒服的姿势躺好，然后尽量就不要动了。因为患者的每一个微小动作，在显微镜里看都跟八级地震一样，而且我们调整到一个合适的视野和焦距也不容易，一动就得重来，会

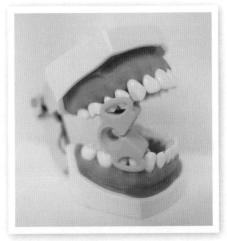

供图人：@湘水 HOH

耽误患者看牙的进度。如果需要长时间张嘴，感觉比较疲劳，可以问问医生有没有开口器。

咬上这么一个小东西，就能既保证了我们的视野，又缓解了你的疲劳。咬个开口器要比一直使劲张嘴轻松多了。

6 洗牙是在洗什么

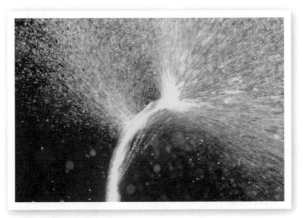

供图人：@口腔医生程庚

一分钟讲明白

龈上洁治，简称洁治，俗称洗牙。洗牙时，牙医会使用专用器械把牙面上附着的脏东西清除掉。现在最常用的器械是超声洁治仪。它是一个高频小幅振动的金属工作头，能把牙上黏附的牙石、菌斑、色素都震下来。洗牙算是最基础的牙科治疗手段和保健手段。往严肃了说它是牙周病基础治疗的核心环节之一，往通俗了讲这是口腔内的定期大扫除。

洗牙有什么用

为什么要洗牙？每天刷牙三次是不是就不用洗牙了？

咱们用刷锅来打个比方。每天炒完菜要用百洁布（牙刷）+洗洁精（牙膏）来刷锅，做几顿饭刷几次。但对于绝大多数的锅来说，锅底、把手等边边角角还是会因日积月累而形成一些油污和锅底灰什么的，这时还用百洁布就不行了。所以在每次长假或者过年之类的日子，我们可能会用点去污粉加钢丝球的组合，给锅来一次焕新清洗（洗牙），而且自己弄往往效果不好，还是上门的小时工（医生）弄得最干净。牙齿也是一样。

洗牙能去除牙结石。

细菌菌斑无处不在，且无时无刻不在生长，某个刷牙没照顾到的地方，几天的时间就可能形成牙结石。牙结石一旦形成，就不是牙刷能够去除的了，必须依靠口腔医生的专业手段。而且牙结石一旦形成，细菌会更容易生长在它的表面上。细菌越多牙结石也变得越厚，造成恶性循环。本来牙周组织是把整个牙根牢牢包裹住的，但随着牙齿的表面开始附着牙结石，富含细菌和毒素的牙结石就会一点点地蚕食、剥离牙根和牙周组织，造成牙槽骨被破坏吸收，引起牙龈萎缩，牙根暴露，使得牙齿松动逐渐出现，最终牙齿甚至会脱落。

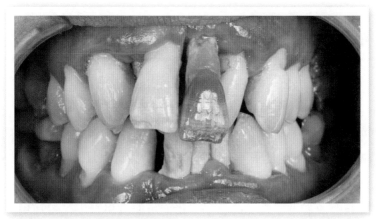

供图人：@牙周种植医生张海东

很多人以为牙齿松动、脱落只是衰老的一部分，是"自然规律"，实际上更大的原因只是几十年来没有定期洗牙。

有的朋友还是会说，道理我懂了，那我每天都用牙刷、牙线、漱口水，把牙菌斑都铲除干净，不就不长牙结石了吗？牙结石的生长因人而异，这跟口腔中的菌群种类、酸碱环境、唾液中含钙的浓度以及口腔卫生状况等诸多因素都有关系。对于**大多数人来说，牙结石是防不胜防的，至少我每年都会让同事给我洗洗，每次也都能洗出来一些隐蔽的小石头**。我在临床上也确实碰到过那种天选之人，好像压根儿就不长牙结石，当然人家也是在口腔卫生上做了相当的努力。不过这种人百里无一，所以千万别对自己的运气抱太高期望。我们还是建议广大读者朋友每年能洗一次牙。

洗牙也是一次牙齿检查的机会。

只要每年能跟牙医见上一面，你也就彻底告别牙科的高消费了，体验根管治疗、种植牙之类的机会会小很多。

牙医私房话

说到这里也还是要加几句，现在一些医疗机构的经营压力比较大，还没有一个稳定的客户群，所以往往会用低价甚至免费洗牙的手段通过各种渠道招揽患者。心思比较正的会很珍惜这次机会，让你有一个接触他们的机会，进而希望能够"培养"一个"回头客"；但也确实有一些机构，洗牙不好好洗（因为如果牙石比较多，洗牙的过程还是有点不舒服的），他们怕你"体验不好"，所以就象征性地洗洗，然后重心都放在"开发"你嘴里的价值上，你牙上但凡有个黑点都让你补。

所以大家一定得明白，洗牙就是洗牙，要是不太熟悉的地方检查出来问题，咱也先别太着急，可以这样说：一是刚洗完牙难免还有点牙龈出血，不太适宜补牙；二是想换个地方再检查一下。

至于洗牙会不会伤牙，会不会得传染病，这个只要是正规医疗机构，找正规的医务人员，应该都没问题。而且国家可能过几年就会有"洁牙师"这么个新岗位了，能更好地满足大家日益增长的口腔保健需求。

⑦ 并不可怕的刮治

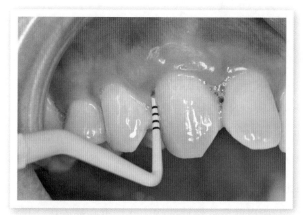

供图人：@ 牙周小王

刮治刮什么

简单地说，**龈下刮治可以去除龈下牙石**。

牙石不会老老实实地只长在明处，它们会暗暗地往牙龈下边钻，造成牙齿和牙龈的分离，那就是龈下牙石了。

从牙周健康的角度看，**龈下牙石的危害更大**。

很多朋友也有这样的体会：去洗牙了，也洗掉了不少牙石，刷牙出血的情况也好了那么几天，但很快就又旧病复发，以至于对口腔治疗失去了信心。这就是光做龈上洁治，只去掉了龈上牙石，没有处理龈下牙石的结果。

刮治什么时候做

也有的朋友说，不就是清洁的范围不一样吗？你就不能一次把龈上龈下都清洗干净吗？我给大家说说我们医院牙周治疗的常规流程，你就明白了。

第一次就诊。经过初步检查以后，医生会先给患者洗牙，把龈上牙石都去掉，医患交流一下怎么改善刷牙方法，然后让患者回去休养一两周的时间。在这一两周的时间里，由于龈上牙石已经被去除，而且口腔卫生状况有所改善，牙床原来的红肿等症状都会有所改善，不那么肿，也不那么爱出血了。

这时第二次就诊。医生会用一个叫牙周探针的小铁针，顺着牙齿和牙龈交界的缝隙量一圈，看看现在牙龈和牙齿的分离情况。正常情况应该是牙齿和牙龈间的缝隙深度在 3 毫米以内。如果有牙周病的话，由于牙龈和牙根分离，同样这个缝隙的深度可能就是 4、5、6、7、8、9 毫米……之所以牙龈和牙根会**分离，就是因为牙面上附着了菌斑、牙石这类脏东西。这时通过龈下刮治，把它们都清理干净，牙龈还有机会重新贴合到牙根上**，这个缝隙也就相应变浅了。这个牙龈和牙根缝隙的深度，叫探诊深度或者牙周袋深度，就是我们衡量一颗牙齿牙周病状况的重要指标，越大越不好。

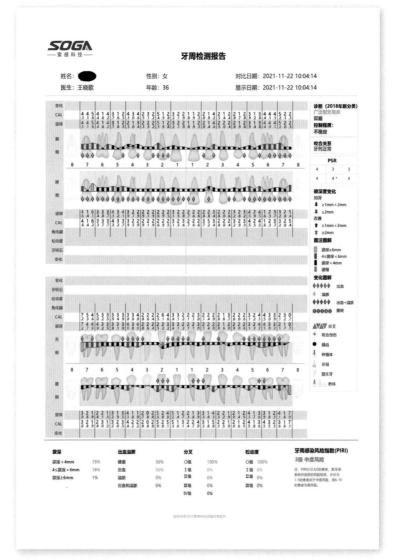

供图人：@ 牙周小王

第一次洗牙的时候不做这个牙周探诊，是因为如果龈上牙石太多的话，会挡住我们的探针，根本就探不进去。另外，在龈上牙石都大量存在的情况下，牙龈肿胀会很明显，会出现一定的假象，也就是探诊格外深。

比如有的区域洗牙前探的话有 4 毫米，那说明这个位点有牙周病，是需要进行刮治等治疗的，但如果像我说的，先进行相对简单的洗牙和口腔卫生指导，那么同样这个位点在一两周以后进行检查可能就只有 2 ~ 3 毫米了，那就是相对健康的了，我们就可以把精力放在其他更严重的位置了。当然，我说的是我们这种公立专科医院的多数情况，也有的地区和医院是不同的风格，可能会根据患者病情和医生的时间，进行不同的安排。比如可能一开始就探诊，也可能龈上龈下一起做。但总之，在刮治之前，牙周探诊还是必须做的，因为如果不了解龈下牙石的分布情况，也不清楚每颗牙的具体炎症程度，对于治疗和后期评估疗效都是不利的。

刮治后的复查

刮治后一般要在 2 个月左右复查一次，评估一下上次刮治的效果。评估的方式就是再进行一次牙周探诊，比较一下牙周袋是不是变浅了，如果都在 3 毫米以内了，那就算是阶段性的胜利；如果还有大于 3 毫米的位点，那么还需要对那些位置进行加强清理。这种清理可能是再一次的刮治，也可能是牙周手术治疗。

刮治疼不疼

刮治虽然有的时候大家感觉还是跟洗牙差不多，但实际上用到的工具和手法都是不太一样的，对于技术的要求也高得多。高手和新手治疗的感受和疗效都会有较大差异，因为都是要靠经验和手感在看不见的情况下，把牙周袋里形态不那么规则的牙根表面都刮干净。

由于要在比较深入的位置进行清洁，我们**可以在打麻药的情况下分区域分次来做，以减轻大家的恐惧和不适。**

如果不想被刮治

刮治不是像洗牙一样得定期做，而是按需要做，有比较深的牙周袋了才做，哪里有，做哪里。所以，**大家还是要定期进行洁治，洁治后要通过牙周探诊来评估是否需要刮治。**即便过去的牙周病很严重，但只要有过彻底的治疗加上自身的充分重视，可能以后只需要定期洗牙就行了；反之，即便过去还算健康，一旦松懈了一段时间，给了牙结石、牙菌斑向下发展的时间和机会，那么可能就又要刮治了。这可比洗牙贵多了。

8 松牙是可以固定的吗

牙为什么会松

牙周是土，牙齿是树，牙周病是水土流失。土没了，树就倒了。以目前的医学水平，牙周组织一旦因为各种原因被破坏掉了，牙龈萎缩了，就再也长不回来了。

随着我们生活水平的提高，大家开始越来越重视牙齿的健康，然而有不少朋友或者长辈的牙床，却已经是覆水难收了。拍片子一看，牙槽骨可能已经吸收到了健康水平的一半左右，相当于牙齿的生命值减半。如果积极治疗，重视口腔卫生，那么我们可以一起努力，把这剩下的一半保护好。所以别看有人现在虽然跑输同龄人，但如果七八十岁的时候还有这一半骨头在，那就是逆袭的赢家了。

一旦牙槽骨流失，牙齿根基就会受损，牙根就会暴露，牙缝就会变大，牙齿松动等一系列问题都会出现。其中牙齿松动是影响最大的。牙齿松动后，患者不敢咬东西，咬物无力，而且牙齿持续地晃动会加速剩余牙槽骨的进一步萎缩。

这一点也是很多患者朋友对于洗牙的大误会："本来我牙挺好的，洗完牙就松了。"其实大家能看到这本书的这个位置，应该对这个情况有自己的判断了。牙周病破坏了牙床，导致了牙齿周围支持的不足，但陈年的牙石还在，像水泥一样把牙齿包裹住了，形成了不松的假象。一旦洗牙去除了牙石，问题就暴露出来了。

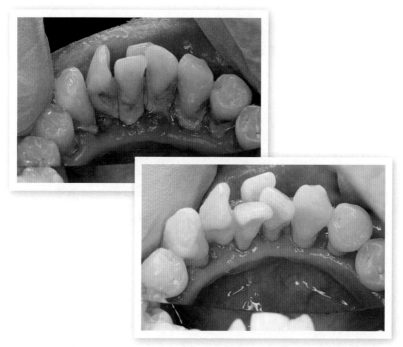

供图人：@ 牙周治病君

能因为牙石"有固定的作用"就不洗牙吗？那肯定不行。这是标准的饮鸩止渴。牙石放在那儿不管的最终结局就是"老掉牙"。发现了牙石你不去管它，那现在的状况就是你最好的状况，以后只会越来越糟，要是积极治疗，还有希望。

牙松了怎么固定

松牙固定的技术我们最多用于前牙，特别是下前牙。在同样的牙槽骨破坏程度之下，由于下前牙的牙根最细最短，往往是最先开始松动的。其实固定松牙的道理也不复杂。一个篱笆三个桩，牙齿松了，我们想办法把它们连在一起，就能更稳当，也能承受更大的力量。

连接的方法有几种，最传统的是活动假牙。如果碰巧后边还有几颗缺失牙，我们就可以让活动假牙伸展到下前牙的内侧，对松动的下前牙形成一种支撑。

但这种方式的不足也比较明显：活动假牙本身的佩戴舒适性就比较差，都贴在下前牙上会加重这种不适，同时它对牙齿的支持不够全面，有的方向管用，有的方向就没什么作用了，且对于制作精度的要求比较高，稍微差那么一点就没有支持作用了。

我最常用的方式是用专用的粘接剂把这几颗牙连在一起。就好像补牙一样，只要技术和材料得当，门牙磕掉了一点都是可以修补的，而且还挺结实。

这里可能有细心朋友会说，之前你不是讲过不能把两颗坏牙连在一起补吗？怎么变了？

确实不太一样。因为这种需要固定的牙齿一般都还没有龋齿的问题，表面牙釉质是完整的，我可以粘得很结实，不容易在两颗牙的扭动中开胶；另外我们采用的专用粘接剂叫 Super-

Bond——超级粘接剂（好俗气的名字）。不同于其他树脂类粘接剂，它在固化后还能有一定的弹性，可以帮助我们更好地对抗由于牙齿被连在一起后所产生的扭力。

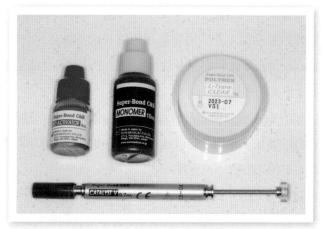

供图人：@许桐楷

但这也确实有一个小小的不足：做完这种固定以后，就不能用牙线了，得改用间隙刷或者冲牙器来保持牙缝里的卫生。这种牙齿一般都已经牙龈萎缩了，比较适合这两种工具。

最后一种固定方式，是在粘接剂的基础上再加上一条玻璃纤维带或者金属片，进一步增加固定后的牢固程度。这真的就像是一排篱笆了。

而且，这个方法还有一个优势，就是即便牙齿和牙齿之间是有缝隙的，没法直接用粘接剂粘在一起，也可以用这个纤维带的方法来固定牙齿。但相对于刚才那种只用粘接剂的方式，

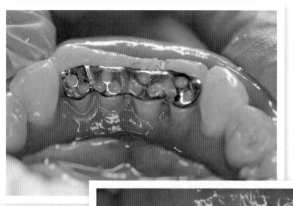

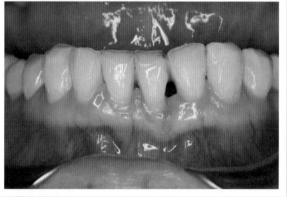

供图人：@ 牙周治病君

这种方式做完后，在牙齿的内侧面还是多了一层东西，口感上需要适应一下。

所以，牙周治疗大家要重视，**该做就做，做完以后如果感觉牙齿有些松动，可以咨询一下医生是否可以做松牙固定**。这个一般是由**牙周科医生或者综合科医生**来处理。

9 牙周手术能解决什么问题

牙周什么时候需要手术

前文关于刮治的那篇你要是好好看了，就会隐隐有些不安：如果龈下牙石很多，牙周袋很深，下方结构比较复杂，炎症比较重，那这牙周病还能治得好吗？毕竟大夫也看不见牙龈里头的情况，完全凭的就是一个手感啊。

你的担心不是多余的。相关的研究显示，越是深的牙周袋，比如6毫米以上深度的，想单凭一次刮治就把所有的龈下牙石都刮干净是不可能的。所以，**在刮治后需要休养一段时间，因为刮治后牙龈也需要时间去愈合。然后我们会再次用牙周探诊的方式检查龈下牙石的情况和牙周袋的深度，有必要的话，就会考虑手术治疗了。**

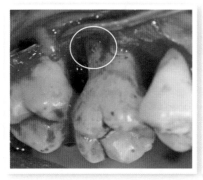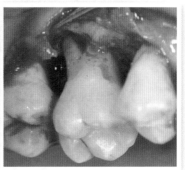

供图人：北大口腔医院张艳玲医师

牙周手术疼不疼

对这个手术，大家也不用太过紧张，不是住院全麻进手术室那种，做的时候还是在你做洁治、刮治的那个椅子上。有点类似于拔阻生智齿，但要**比拔牙舒服多了，没有那么大的创伤**。

牙周手术过程

在局部麻醉的情况下，我们会把在刮治后依然有严重炎症的区域的牙龈翻开，或者说掀起来，术语叫翻瓣，直接**把藏在下边的牙根露出来**。这样就可以在直视下施展我们的十八般兵器，**把牙齿上附着的菌斑、牙石一网打尽**，给牙周组织重新愈合创造最好的条件。只要干净了，人体的愈合能力还是很强的。

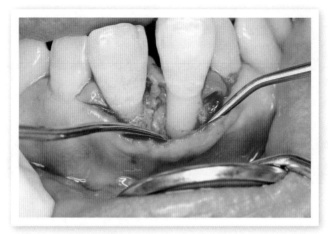

供图人：@牙周治病君

在有些情况下，翻瓣以后不光是可以做清洁工作，针对一些地方的骨头缺损，我们可以尝试用植入人工骨粉的方式进行再造。

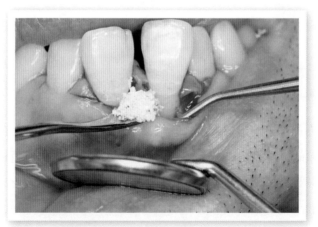

供图人：@牙周治病君

但这个有比较严格的限制，不是什么样的缺损都适合植骨，也不是植进去的骨粉都能顺利成活，但总归是给一部分牙齿带来了希望，而且随着技术的发展，我们应该能做得更多。

另外在手术同期，我们还可以进行多余增生组织的切除。比如在长期炎症状态下产生的炎性肉芽；又如现在的牙周袋是六七毫米，即便是我们把里边都掏干净了，这六七毫米想要全部愈合也是不太容易，很可能又成了一个藏污纳垢的所在，所以我们索性把牙龈切掉一部分，直接把它变成三四毫米，这样的疗效和后期的清洁效果就会更加令人满意了。

等这些都做完，我们会把牙龈再严丝合缝地缝回去。经常有患者很关注"缝了几针"。其实缝的针数和创伤大小并没有对应关系。反正缝的时候不疼，拆线的时候也不疼，大家就别自己吓唬自己了。

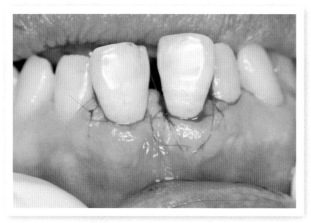

供图人：@牙周治病君

牙周手术术后须知

术后大家如果能适当地冷敷一下，对于减轻伤口的肿胀和疼痛是会有点帮助的。所以大家可以自带个冰袋或者提前用矿泉水瓶冻个冰块，外边再包块薄毛巾就行了。

牙周手术之后由于牙龈处于一个相对脆弱的阶段，不太适应刷牙，我们一般会给大家开一点漱口水用于拆线前的口腔卫生维护。大家记得好好问问大夫，你这种情况应该怎样保持口腔卫生，毕竟干净是牙周组织愈合的基础条件。

其实牙周手术远不止我提到的这点儿，这只是我们应对顽固牙周病的一部分手段。我可能会在下一本书中给大家说说其他的，比如已经萎缩的牙龈有没有办法长回来。

⑩ 阻生智齿拔除究竟可不可怕

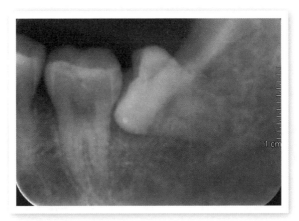

供图人：@北大口腔齐伟

拔智齿可怕吗

拔智齿和根管治疗堪称患者心目中的"牙科双煞"。我想说的是：你们怕得对。

有位前辈曾经说过，对于口腔门诊来说，**拔智齿不是牙科最贵的治疗项目，但可能是风险最高的项目**。在最极端的情况下，是可能有生命危险的。因为拔牙是手术，拔阻生智齿通常是拔牙的天花板。所以大家很重视拔智齿是对的，值得你去找周边最好的牙医。

先说一个好消息，拔智齿也不是都那么费劲和遭罪。对于**多数已经长出来的上颌智齿，手术难度相对是比较低的，术后恢复也很快**。如果大家实在是对于拔牙有难以控制的恐惧，可以先从拔上颌智齿"入门"，体验一下，给自己壮壮胆。注意，我说的是多数，也有的上颌智齿比较顽皮，要费好大力气。

拔智齿的过程

来医院前记得要吃饭。一是保证你有足够的体力来应对拔牙时的紧张，因为会有一针麻药下去就晕厥的情况（虽然没大碍，但挺吓人的）；二是拔完牙你的进食多少都会受点影响，所以需要提前储备一些能量，省得饿得难受。**如果自觉牙齿情况比较复杂，而且比较怕疼，饭后可以再来一粒布洛芬胶囊**。提前就把止疼工作准备好，比术后疼起来再吃效果更好。再细致一些的朋友，**可以自己在家冻个冰袋**（生鲜物流里用的那种就可以），包个薄毛巾，术后第一时间冷敷，可减轻肿胀和疼痛。

下颌阻生智齿，就是那种长到一半被卡住的智齿，比较常见的是向前倒下的。**拔复杂智齿前一定要先拍片**，不拍片的话，对于手术的风险和难度很难有一个准确的判断。这时我一般推荐拍一个能看见整张脸的曲面体层片。这是我们口腔科最一览无余的片子，有人在这上边发现了一直没露头的智齿，也有人发现了埋伏的多生牙，甚至有人发现了颌骨肿瘤。再次跟大家推荐，如果从来没拍过，那就借着拔智齿这个机会拍一个。曲面体层片的辐射剂量很小，信息量很大。什么毛病都没有最好，留个记录，以后牙真出了什么毛病，可以跟它有个比较。但也有的时候，曲面体层片上的二维信息还是不够用，我们看不出来智齿到底是跟一条神经重叠了还是挨着，这个时候还需要拍CBCT。CBCT 简单来说就是专门拍口腔区域的小型 CT，辐射剂量比综合医院的大型 CT 小得多，但能够提供三维的立体图像，对于一些拍小牙片或者曲面体层片仍然不好诊断的问题，CBCT 会给我们提供很直观的帮助。

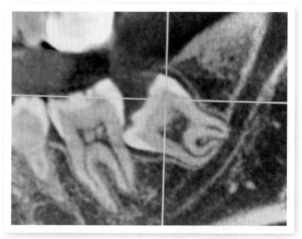

供图人：@许桐楷

一般来说，如果你年轻力壮，过往没有什么大毛病，我们一般也不会给你验血，如果有一些征兆或者提示，可能会验一个血常规＋凝血，一是看你有没有基础的抵抗力来应对手术，二是看你会不会流血不止。

对于年纪大一些的朋友，医生可能会给你量个血压。血压太高或者有其他严重的心脑血管问题会被劝退，因为要先控制好大毛病才能保障术中和术后的安全。为了一颗牙，犯不上冒那么大险。

都检查好了，符合拔牙的指征，你也同意了，就需要签一个知情同意书。大意为你知道拔牙后难免有些情况，大夫也都跟你解释了，你同意接受治疗，并对于可能出现的问题有思想准备。多数条款都很常规，一般也没什么后果，但有一条值得大家注意：就是下颌智齿有时会毗邻一根神经，这根神经主管同侧口角和下巴皮肤的感觉，有人在拔牙过程中损伤了这根神经会造成一定区域的感觉异常。注意，只是感觉，不会口歪眼

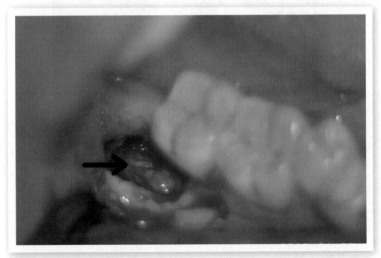

供图人：@北大口腔齐伟

斜。感觉异常是看不出来的，但患者自己会觉得有一小片皮肤木木的。这种异常多数是在几个月或几年后能慢慢恢复的，也有极个别人是终身的。

如果你的牙确实有这种风险，那么可以拍 CBCT，一是对于风险有个更准确的评估，二是给大夫避免损伤提供帮助。如果大夫没有给你足够的信心，可以再试试更有经验的高手。我就知道确实有医生专门接外边不敢拔的智齿，而且还能基本保证术后不会永久麻痹。

总之，都谈好了，就在知情同意书上签个字，把程序走完。签了也不意味着大夫就不用负责了，只是确实有些意外即便在医生什么都没做错的情况下依然会出现，希望到时医患能一起面对它。

在手术开始前，还可以跟医生探讨一下，手术中会不会用到锤子。这是拔牙时的经典技术手段，但很多患者会觉得那个步骤有点不舒服。不过现在条件和技术好一些的地方是可以做到不用锤子的。

拔智齿到底有多疼

一般来说，拔智齿当天最难受的时候也就是打麻药。躺到治疗椅上，麻药打过以后一般是半边舌头、牙床、嘴唇都有点木，那就是起作用了。然后，医生会让你漱口、消毒，有时还会在你脸上盖一块干净的布，只把嘴露出来。这也是为了减少感染。接下来的事就跟你没多大关系了。你只用放松，张大嘴，嘴里有水了可以含着点或者咽了。这时就不能起来吐水或者漱口了。全过程中，你应该是知道大夫在操作的，但是不疼，直到缝合完毕，给你嘴里塞个棉球，让你坐起来，一起欣赏一下刚拔下来的智齿。

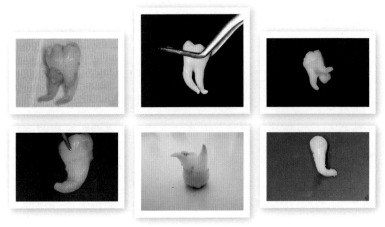

供图人：@路漫漫牙医

11 重塑完美的树脂补牙

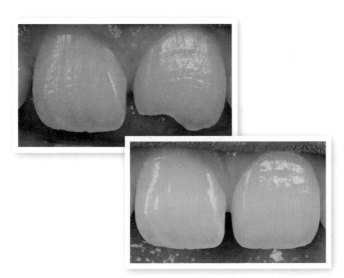

供图人：@嘉兴牙医刘靖晋

什么情况适用树脂补牙

　　树脂补牙，是牙科最常见的操作之一。它的作用是**修复牙体缺损**。这里的牙体缺损有两层含义：一是这个牙你已经发现缺一块了；二是我们把龋坏腐烂的部分去掉以后它就缺一块了。

　　一般来讲，**树脂补牙更多是用于活髓牙**。在牙髓还活着的牙，牙髓还比较健康的牙，还没有做根管治疗的牙中，树脂补牙是我们解决牙齿缺一块的一线手段。它的主要原理是用专用的胶水，把一块跟牙齿颜色接近的可塑形树脂粘在牙上，然后通过光照的方式，让本来还柔软可塑形的树脂迅速变硬，并且与牙齿结合在一起，恢复牙齿的外形和咬合功能。

补牙前的关键问题

补牙前，先跟医生确定一下处理这颗牙需不需要杀神经。杀神经以后，这颗牙的治疗就完全不同了。治疗次数会变多，费用会变高，这颗牙的预期寿命也会降低。很多临床病例都证实，在同等条件下活髓的牙会比死髓的牙更耐用。

所以，在一切开始之前，问一下医生，通常都会得到一个比较肯定的答复，但如果医生说得比较含糊，那就可以换个地方看看。

当然也有一些情况是，牙虽然还没疼，但从临床检查和片子上来看，龋洞已经很深了，非常靠近牙神经了。对此，我通常是这么跟患者说："从检查上来看，这颗牙的神经目前还是健康的，没有发炎的迹象，所以你也从来没疼过。但是，从片子上来看，龋坏的地方已经逼近牙神经了。我一会儿要先清理龋齿造成的腐质。操作的时候会尽量保守一点，尽量不伤到神经，然后今天咱们就把牙先补上，回去观察一段时间。如果回去也没疼，那就说明运气不错，牙神经保住了，这颗牙的治疗也就完成了；如果回去以后就开始疼了，那么说明细菌还是造成了牙神经的炎症，那你就还得回来做根管治疗。"

也就是说，牙医是**以尽量不造成牙神经的暴露为出发点，不主动杀伤健康的牙髓**。这也是现在国际上治疗这种比较深的龋齿的推荐策略。不敢保证你就一定能碰到我这样的医生，但我想这种理念会被越来越多的牙医所接受。

如何判断牙髓状态

这里有一个知识点，就是**有时虽然龋洞很大，但牙髓可能是健康的**。我们该如何判断牙髓的状态？

对此，现在还没有一项非常客观准确的检查。我们最常用的是**冷测法**：先用一个冰镇湿棉签棍试一下你的正常牙，体会一下牙齿被凉一下是什么感觉，然后再用这个小冰镇湿棉签棍试一下这颗坏牙，看看感觉有什么不同。最好的情况就是基本一样，那就说明目前牙髓大概率还是好的；不好的情况是一碰你就觉得明显跟刚才的牙不一样，但只要冰镇湿棉签棍一拿走，马上也就好了。这就说明牙髓已经轻度发炎，但可能还有救；最不好的情况是冰镇湿棉签棍一接触坏牙，马上就巨疼无比，而且冰镇湿棉签棍拿走以后疼痛还要持续一小会儿。这说明牙神经已经彻底处于炎症状态了，需要根管治疗了。还有一种情况，就是跟正常牙比起来，这颗坏牙好像没什么感觉，不怎么怕凉。这也不是好现象，说明牙神经可能已经坏死了，所以才不怕凉。这种也是需要根管治疗的。

补牙疼不疼

这个事弄明白以后，补牙本身就比较简单了。可以打麻药，这样钻牙就不会酸了。但也有的患者朋友怕打针甚于怕钻牙，因此对一些比较小、浅的洞，我不给打麻药，稍微酸几下也就过去了，但始终给他保留要求打麻药的权利。扛不住了咱们就把麻药加上。

一说到钻牙，大家脑海中是不是有声音了？有的人可能还有味道了。这是很多人对于我们牙科的第一恐惧。

是的。补牙前多少还都是要磨一点的，因为龋齿造成的腐蚀中含有大量病菌，不把它们弄干净，这个地方还会产生龋洞；再者，我们的胶水都是针对相对健康、干净的牙齿开发的，在龋齿上粘不住；就算没有龋齿，牙齿由于磨损或者外伤缺一块，多少也要顺滑一下外形，在牙齿上磨出一点粗糙面，这样粘接的效果才会更好，补出来的牙更结实。

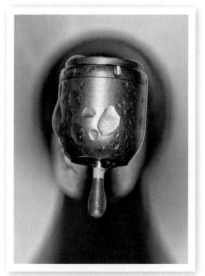

供图人：@口腔医生程庚

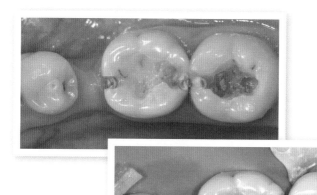

供图人：@温州牙医张超旺

　　把牙齿上的脏东西磨干净以后，**如果是涉及牙缝的部位，我们会在牙上箍一个小铁片，叫邻面成型片，帮助我们的牙齿更好地成型。**

　　然后就要开始补牙了。

补牙需要怎么配合

　　这里提醒一下大家，**补牙的胶水必须在干燥的牙面上才能发挥出比较强的粘接力，**所以在治疗过程中，从这时起，希望患者朋友们尽量张嘴，并且控制好自己的舌头。当然，医生也会采用一些措施来限制口水，比如塞个棉球之类的。总之，目的是保持补牙位置的干燥。希望大家为了自己的牙能用得久一点，好好配合。

接下来的步骤就和大家没什么关系了。医生会涂粘接剂，把粘接剂吹薄，用灯照一下，放树脂，把树脂弄成正确的形状，再用灯照一下，树脂就变硬了，需要的话会再重复放树脂—成型—光照这三个步骤。

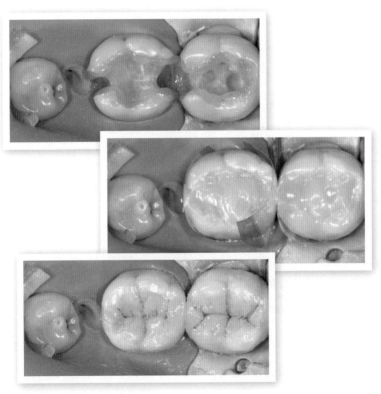

供图人：@温州牙医张超旺

随后是调整咬合。我们一般会稍微多补一点点，然后再把多余的去掉，这样来达到与对面牙齿咬合的匹配。在这个过程中，我们会让患者咬牙来测试。具体做法是拿一纸薄薄的染色纸片让患者咬一咬。

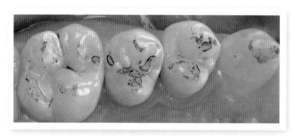

供图人：@嘉兴牙医刘靖晋

请注意，**测试咬合时不要太大力**，因为这时还没有调整好，大力咬的话，会影响树脂的效果。很轻松地做叩齿动作即可。嗒嗒嗒，稍微快一点，因为快一点的话，咬合动作最自然，也不太用得上力。这样重复几次，你就会觉得这个位置好像没有补过，所有的牙还和之前咬东西的感觉是一样的，那就说明咬合调整好了，我们的补牙也就结束了。

补好的牙能用多久

以现在的材料和技术来看，经规范修补过的牙，大概率是能用五年以上的，甚至更久。

如果修补过的牙总是在一两年内频繁出问题，可以考虑换个医生试试。

⑫ 嘴里的"乐高"：嵌体

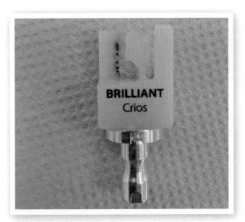

供图人：@许桐楷

嵌体是什么

嵌体是比树脂更高级的补牙方式，通常也更贵。

先说说什么是嵌体：为了修复牙齿的破损，我们会给牙齿取个印模（详见取印模章节），然后在口腔以外，借助印模，量身定做一个小补丁，材质可能是树脂的、陶瓷的、金属的，等做好以后，再把这个小补丁粘到牙齿上，恢复牙齿的外形和功能。这就像放上最后一块拼图或者乐高的感觉，区别是这最后一块是个性化定制的。

嵌体的优势

材质更好。如果是在嘴里直接补牙，我们能选择的材料就很有限，因为它必须既能在嘴里塑形，又能在嘴里固化。过去曾经大量使用过的补牙材料是银汞合金，就是很多朋友见过的那种黑色或者银色的金属补牙材料；现在最常用的是光固化树脂，以及一些小众的材料，比如玻璃离子。树脂嵌体所用的树脂，比在口腔里直接用的树脂有更好的性能，因为它可以在口腔外更好地完成固化。

形态控制更好。在嘴里补牙不容易，视野、操作、所用工具都很受限制，想要精雕细刻的话，需要医生有过非常刻苦的训练以及对行业的热情，现实一点说，可能还需要有较高的收费来支撑。而且，还有一些部位，在一些比较复杂的情况下，补牙后难以形成牙与牙之间的紧密接触，补完以后还是会有塞牙的情况。采用嵌体的话，就自由得多了，哪里想"胖"一点或者"瘦"一点都可以实现。

患者不用张嘴时间太久。刚才我们说的困难都是医生面对的，但医患在面对疾病时是一根绳上的蚂蚱。所以医生有困难时，患者就要遭罪；医生操作难度大，患者嘴就要张开久一些，挺辛苦的，特别是有的朋友或者小朋友可能客观上就没办法张嘴时间太长。那我们把耗费时间的部分在嘴外边完成，患者就可以歇会儿了。

嵌体的局限

当然，嵌体也不是完美的。

第一，用嵌体补牙，有时要稍微多磨一点牙齿。 如果是用树脂补牙，因为树脂一开始是软的，所以我们可以把它直接塞到一个口小肚大的洞里，然后再用灯照，让它变硬。但这种洞如果做嵌体，我们就需要把洞口再扩大一些，嵌体才塞得进去。这个在我们的术语中叫作"去除倒凹以获得就位道"。但如果洞本身就比较大，那么嵌体也不见得需要多磨多少牙齿。

第二，用嵌体补牙，可能需要二次就诊。 传统工艺中，取印模以后需要灌模型，模型还需要送到加工中心进行加工，再加上路上的一来一回，这些都不是当天就能完成的。所以，过去做嵌体往往需要患者朋友一两周以后再来一次，才能装上。在北京这样的大都市，这个成本也不低。好在时代在发展，技术在进步，现在我们通过数字化加工，借助数字化印模以及计算机辅助设计和加工（CAD/CAM），已经可以做到一小时以内走完过去需要一两周的流程，而且质量上不打折扣，甚至更好。不过这一块还没有普及，毕竟需要几十上百万元的设备投入和对新技术的学习，但迟早会以更低的成本普及开来。

第三，贵。 不过这个对于经济条件较好的患者，不是问题。

综上所述，整体上来说，嵌体是个好东西。但是，它的那些优势，在牙洞相对较小的时候并不明显。什么是比较小的牙洞呢？粗略地说，牙洞大小占 1/3 ～ 1/2 颗牙就算。所以也不要先选贵的，实在拿不准，先试试树脂补牙，真不满意的话，再换嵌体也不迟。

⑬ 令人又爱又怕的根管治疗

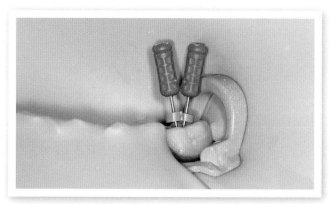

供图人：@口腔医生程庚

根管治疗是什么

根管治疗，就是俗称的"杀神经"，用于治疗由于牙髓感染、坏死导致的各类牙髓炎和根尖周炎。

说到这儿，算是进入咱们科普的深水区了。我在给医生们做培训的过程中发现，即便是牙医，很多人对这个问题的理解也不够透彻。但也请给自己身边的牙医一点时间，大家都在以肉眼可见的速度进步中，所以，别拿着本书中的内容去"教"你的牙医该怎么看牙，不称心就换个地方再看看。

什么情况下必须做根管治疗

虽然做过根管治疗的牙齿肯定是神经被杀死了，但**杀神经并不是根管治疗的全部目的**。因为其实神经感染发炎到一定程度就会坏死，而神经一旦坏死，就不会再怕凉怕热，不再有那种特别剧烈的疼痛了。

那是不是神经死了，曾经痛不欲生的牙疼消失了，就不用根管治疗了呢？

并不是。很多朋友都有类似的经历，一波剧烈的冷热痛、夜间痛、放散痛过后，牙齿"好"了那么一段时间，但这颗牙开始觉得咬东西不舒服了。咬东西疼，甚至是不敢上下牙咬在一起，会觉得这颗牙比别的牙高出一点，然后反反复复迁延不愈，对应的牙床位置还可能会鼓出一个小疱。这就是细菌顺着牙齿向下，向骨头里扩散了，形成了骨头里的感染，也就是从龋齿发展成了牙髓炎，又从牙髓炎发展成了牙髓坏死，最终成了根尖周炎。在这个过程中，牙神经已经不是主要矛盾了，关键是侵入牙齿和骨头中的病菌，**所以我们的根管治疗，实际上是一项抗感染的治疗**。

一提到抗感染，很多朋友可能就说了："这个我熟啊，吃抗生素，不行就打吊瓶。"可惜不灵。因为不管是口服的还是静脉输入的抗生素，要想发挥作用，都要以血液为载体。也就是说，药需要进入血液中，随着血流到达感染部位，进而杀灭细菌。

但根尖周炎有个特殊的地方，就是病菌都藏在牙齿里，那里早就没有血管了，血和药根本进不去，所以牙齿外围的感染，通过吃药是能够实现短期内的控制，但是，仍然有源源不断的病菌还在从牙里往外排。这个病靠吃药就好不了。

要想诊断牙髓炎或者根尖周炎，有两样东西不能少：一是X光片，最好是根尖片，也就是只有几颗牙的那种小片子，它能帮助我们看到牙根的状态；二是牙髓活力测试。这个通常是用个冰冷的棉签棒来试一下这颗牙对于凉的东西是个什么反应。有的情况下也会用到电活力测试，就是用微电流来检查牙神经是否已经坏死。如果没坏死，会有或疼或针刺或过电等感觉，如果已经坏死了，那就没有这些感觉了。

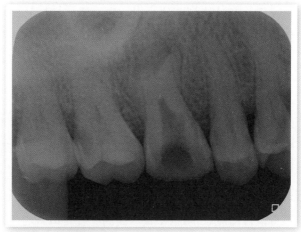

供图人：@湘雅柱子

根管治疗的流程

根管治疗我一般是分两次来完成的。简单来说，一次**根管预备**，简称根备；一次**根管充填**，简称根充。

第一次就诊，我们会为患者打好麻药，上好橡皮障，把牙钻开，钻到牙神经所在的位置——根管。这时的根管非常纤细，而且里边充满了坏死的牙髓和细菌，所以我们第一步就是要用一根长得像针的锉，把根管扩粗一点，同时把里边的脏东西清理出来。这一步是非常具有技术含量的，我们要确保根管从上到下都能够被清洁到，否则哪怕只遗漏了一点，也可能给病菌在未来卷土重来的机会。光是靠锉的机械清除还不够，我们还要不停地用药水来冲洗、浸泡根管，等到根管的直径达到要求时，还要在根管内灌上一些有消毒作用的药膏。常用的药膏是氢氧化钙糊剂，用来进一步杀灭根管系统中的细菌。到此，第一次的治疗就算完成了。患者临走时，我们还会用一块临时材料把牙洞填上，避免在两次治疗之间，有细菌或者食物残渣污染了根管。所以在这段时间，尽量不要用这颗牙吃东西，别把临时材料硌掉了。

第二次就诊相对要简单一些。我们还是要上橡皮障，然后用药水冲洗根管。这时根管中就没有什么细菌了，但这还不够，我们还会用一种专用的胶，灌在根管之中，目的是不给细菌留下生存的空间。这就是根充。在根充后，我们常规还要再拍一

张 X 光片，确认一下工作质量，检查充进去的胶是不是贯穿了
根管的全长。

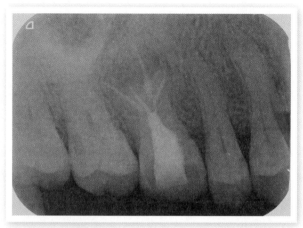

供图人：@湘雅柱子

根管治疗疼不疼

根管治疗也是可以打麻药的，而且如果已经发展成根尖周
病变了，牙髓早已坏死，这时再磨、钻牙齿已经是没有什么感
觉了。所以，不用太担心。

现在比较规范的根管治疗，应该是在橡皮障下进行的。上
好橡皮障，就杜绝了病菌再次进入牙齿的可能，也让我们可以
使用一些消毒能力比较强的药水来冲洗牙齿，杀灭细菌，而不
用担心这些药水会流到患者的嘴里。

根管治疗的疗效

如何评价根管治疗的疗效呢？最重要的是看患者的感觉，看是不是所有的不舒服都消失了；其次就是要通过 X 光片来进行评估。

如果病菌从牙齿扩散到了根尖周围的骨头，会造成这里骨质的破坏吸收，从片子上来看就是会有暗影。如果根管治疗成功了，牙齿的细菌要么被杀死了，要么被封印了，总之是不会再跑到骨头里去了，骨头就会在血液中的免疫细胞的帮助下，逐渐恢复，再生出新的骨头来填补之前的破坏。这个过程最长可能要三到四年，真的是病去如抽丝。要想在片子上看出有愈合的趋势，至少也要等三个月。所以一般我们会希望患者朋友能够在做完根管治疗的三个月、六个月、一年、两年后都回来复查一下。片子上的暗影越来越小当然就是我们最希望看到的。

⑭ 根尖也能做手术吗

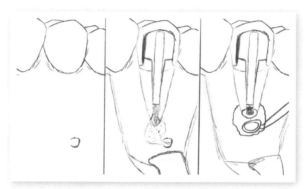

供图人：@呼鹿鹿-

什么情况要做根尖手术

根尖手术的目的非常单纯，就是专门治疗慢性根尖周炎。

你可能会说："慢着，之前的根管治疗不就是治疗根尖周炎的吗？"确实，对于多数的坏牙，根管治疗就能起到很好的治疗效果。但即便是我们的根管治疗非常规范，由于牙齿内部结构的错综复杂，以及部分细菌的超强耐药性，还是有一些牙齿单单通过根管治疗无法获得痊愈。这部分牙齿的比例在10%～30%。

这些牙齿，病变冥顽不化，甚至还在增大，并且伴随着咬物酸胀甚至疼痛，牙龈还会鼓包流脓。这就意味着根尖周围仍然有活跃的细菌和正在进展的炎症。那么这个时候我们有两个选择，一是再次进行根管治疗，看看这一次我们是不是能把杀菌抗感染的工作做得更好一些；二是直捣黄龙，进行根尖手术。

因为有的时候根管治疗已经是做到极限了，再做也意义不大了，或者出于一些原因，我们已经没有办法再次进行根管治疗了。

根尖手术的过程

根尖手术的思路非常简单、清晰，就像大家熟悉的其他手术一样，哪里有病切哪里。**在根尖对应位置的牙龈附近切个小口，像拔阻生智齿一样，把牙床翻开来，直接把病变的部分挖除，然后再把牙根的尖端截掉一点。**

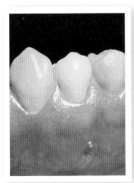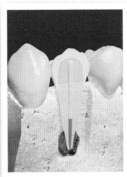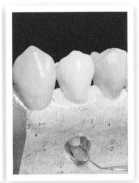

供图人：@ 呼鹿鹿 -

很多研究证实，导致病变的绝大多数细菌都在最末端的这3毫米牙根里。牙根截短以后，医生还会用一些高科技的材料在断面进行填充，进一步杜绝牙齿里细菌再次跑到骨头里的可能。这一步做完以后，就可以把牙床的切口缝上了。

根尖手术疼不疼

现在很多医生也是在口腔显微镜的帮助下进行手术，可以把手术做得更加精准，把创伤范围控制得更小，实为患者之福。大家也不用说什么看着就疼，**这个手术的创伤程度要远小于拔阻生智齿**，过程中基本没人说有感觉。通常回家以后也不会太难受，总之保牙比拔牙还是要舒服一些。

根尖手术的应用和局限

近几年根尖手术的理论和技术都有了快速的发展，随着显微镜和生物陶瓷类材料的应用，根尖手术的成功率在国内外都有不俗的表现，是挽救根尖周病变患牙的终极手段。

根尖手术虽好，但开展的地方还不算太多。因为一般这个病应该是牙体牙髓专科医生来治，但还要用到不少颌面外科的技术和器械，比如切开、缝合，所以算是有点小小的交叉。在我们科开展这项治疗的初期，也有过外科医生和牙体医生合作的情况。

因为是手术，所以有时也有不少的限制，比如说临近一些重要的血管、神经或者其他解剖结构时，手术过程中就有损伤它们的风险，这时就要权衡利弊了。

　　可能有的家长会问：乳牙能做根尖手术吗？不能。因为乳牙的下方就是正在发育的恒牙，而手术会损伤恒牙，得不偿失。如果乳牙出现了顽固的根尖周病变，医生就会选择拔除乳牙。

15 牙齿的神奇罩子：牙冠

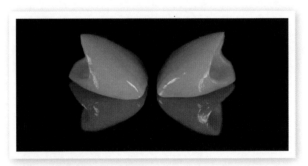

供图人：@北大口腔-杨静文

牙冠是什么

医生经常会说："你这颗牙，做个牙冠吧。"这里说的牙冠就是指全冠，是一种全覆盖式的修复体，用于恢复严重缺损的牙齿。简单来说，是给一颗牙套上一个罩子。

做牙冠的流程

首先还是要检查。以当前的治疗理念来说，做牙冠最常见的情况就是给根管治疗以后的死髓牙做牙冠。一颗牙能落到根管治疗的境地，其缺损势必不小。牙齿的完整性一旦出现那种程度的破坏，牙齿的抗折能力会显著下降，即便那个洞已经用树脂补上了，但树脂和牙齿间毕竟不是一个整体。树脂填洞没问题，但对于牙齿整体的保护作用有限。换句话说，真有个寸劲儿，牙可能还是会裂开。

所以话说回来，**做牙冠之前要全面检查患牙，看是不是炎症都已经消除，没有任何的不舒服了，也一定要拍张 X 光片，看看牙根是不是已经没事了，或者说至少已经有了明显的愈合趋势了**。如果没有这些，上来就要开干的，建议患者婉言谢绝，换个地方再看看。毕竟牙冠也不便宜，回头套上以后牙要是还疼就很麻烦。

然后，就是最体现技术含量的环节了：牙体预备，就是把牙齿均匀地磨小一层。

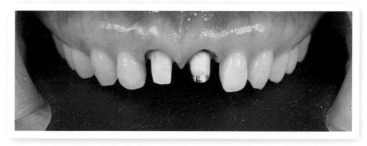

供图人：@ 北大口腔 - 杨静文

磨的目的就是为人工牙冠创造空间。磨多少，那颗牙冠就能做多厚。这样才能保证牙齿还是一个正常的尺寸，同时牙冠也能有足够的强度。牙冠是要用金属或者陶瓷材料来制作的，这些材料都要有一定的厚度，才能有足够的强度来应对无数次的咬合。听着不复杂，但要在口腔里给牙齿磨出一个规范的形状还是需要一些技巧，否则的话，牙冠粘不牢容易掉。

　　磨完以后，医生要把磨好的这个形状采集复制出来，然后才能定做牙冠。这一步叫取印模。

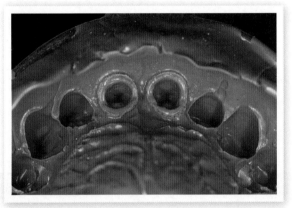

供图人：@北大口腔－杨静文

　　如果用传统工艺取印模，那还得一两周才能做好，这期间医生有时会给患者做一个树脂的临时牙。这个临时牙的主要作用就是帮着"占座"，没啥实际用处，因为临时牙的材料没那么结实，下次才好取下来，也不敢粘得太结实，所以吃点软乎的饭菜问题不大，如果有不好嚼的，还是尽量少用这边嚼。刷牙是没问题的，而且也应该把这个位置刷干净，否则牙龈发炎了会影响后续戴正式牙冠的效果。但牙线就不要在这两个牙缝用了，容易把临时牙给兜下来。

最后，还有个步骤是比色，也就是给牙冠选一个跟其他牙齿比较接近的颜色。这个主要听大夫的就行。

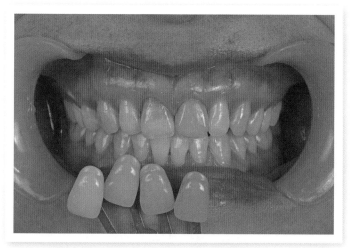

供图人：@北大口腔－杨静文

大家还很关心的一点就是该做个什么材料的牙冠，因为这个既关乎效果，又跟价格挂钩。现在这个选择题已经不难做了，因为基本上在所有的情况下都是全瓷牙更好。与全瓷牙冠相对的是金属烤瓷冠或者全金属冠。顾名思义，全瓷冠就是一点儿也不含金属，全是瓷。头些年全瓷冠还有些强度不足的问题，但近几年已经全面改善了。我个人已经好几年没有做过含金属的牙冠了，而且随着这几年金属价格的波动，做贵金属烤瓷牙冠从经济上看也不是太划算。**全瓷冠的话，我推荐国产氧化锆材质的。**这一般也是各医疗机构里最便宜的全瓷冠。在氧化锆材料这一块，咱们的国产品牌近些年发展很快。就像手机，小品牌跟大品牌的比，虽然很多方面可能稍有差距，但也足够用了。

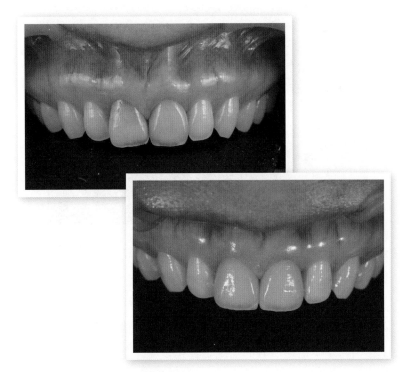

供图人：@北大口腔－杨静文

做牙冠的重点

最后，还想说一点：

做牙冠最重要的问题是该不该做牙冠。牙冠因其破而后立的特点，算是牙齿修复的终极手段了，只有在没有其他选择的时候才会选择做牙冠。

第二重要的问题是医生的技术。这个对医生的技术要求是全方位的，从牙体预备，到材料的选择，到最后的粘接。而且牙冠的质量在很大程度上取决于跟医生合作的技师或加工中心的水平，好医生找好技师合作的概率更大。

第三重要的问题才是选什么材料。其实除了价格因素以外，我是不主张给患者太多选择余地的，因为很难三言两语就让患者对于陶瓷材料应用的理解达到跟我接近的水平。所以，如果预算有限，别去追求所谓的名牌材料，而要找名牌医生用经济实惠的材料。

16 牙冠竟然也能延长

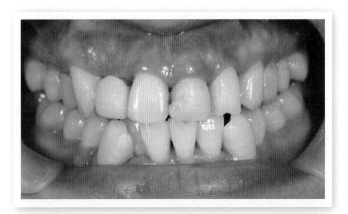

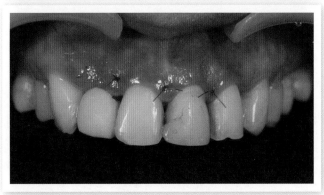

供图人：@北大口腔 – 杨静文

牙冠为什么需要延长

　　牙冠延长术，就是要让牙冠变得长一点的手术。对此，我们一般不能通过让牙齿整体变长来实现，只能是靠调整牙根和牙冠的分界线位置，来使牙冠相对变长。这里的牙冠不是一个解剖学上的概念，而是指牙齿露在牙龈以上的部分。我们把牙龈切掉一点，把牙龈下方的牙冠或者牙根多露出来一点，"牙冠"看上去就变长了一点。

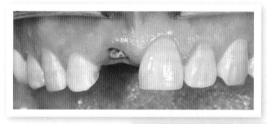

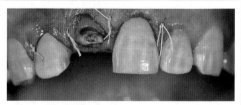

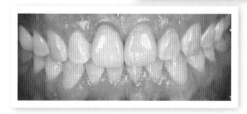

供图人：@牙周种植医生张海东

为什么要做这么奇怪的手术呢？一般是因为以下三种情况。

一、**牙齿缺损至牙龈以下**。可能是因为外伤撞断了、可能是硬物把牙硌碎了，也可能是龋齿严重了……这些情况下，一般来说牙齿就算是缺损比较严重了，需要做个牙冠来恢复牙齿的外形。但做牙冠有这么一条基本原则，就是牙冠不能伸到牙龈里太多，最多 1 毫米，所以更多的时候医生会选择让它与牙龈平齐。所以这就要求牙齿的缺损不能位于牙龈以下。

如果确实坏到了牙龈以下还非要做牙冠，该怎么做呢？

首先，这个牙冠很可能在边缘的位置就无法做得那么严丝合缝，因为牙齿的断缘被牙龈覆盖，取印模的时候这个位置的精确度就无法保证了。这样的牙冠也就无法指望它能长期服役了，因为有缝的地方迟早会坏。如果运气不错，勉强把牙龈盖住的边缘也都准确复制了，那就意味着最终做好的牙冠会伸到牙龈深处去，然而自然条件下，这个位置是什么都没有的，现在伸进来一个人工牙冠，甭管什么材质，都很容易被身体当成"龈下牙石"，进而引发牙龈炎症，而且这种炎症还很不好治，因为没有什么可以清理的。所以，**为了防患于未然，也为了保证修复质量，在做牙冠之前，医生会把缺损局部的牙龈往下切一点，把未来要做冠的位置露出来。这就叫牙冠延长。**

二、**过去的牙冠做得不合适**。如果牙冠的边缘往牙龈里伸得太多，就可能会引起牙龈炎症。有那么一段时间，大家会为了前牙的美观去做一排金属烤瓷冠（这种做法已经不再推荐了），但因为金属烤瓷冠的边缘那里有一点金属颜色，所以，有的医生就会把牙冠的边缘往牙龈里边藏。这样如果做得适当，确实可以弥补金属烤瓷牙美观上的先天不足，可是一旦藏得太深，就会刺激牙床，弄得烤瓷牙附近的牙龈常年红肿，还容易流血。

针对这种情况，有时只有通过拆掉旧牙冠，同时做冠延长术，把之前的边缘位置弄得稍微浅一点，重新做牙冠，才能恢复牙龈的健康。

三、**为了好看**。我们的上门牙，一般来说都应该是个卵圆形或者圆三角形，总之应该是长方形而不是正方形，才好看。但有人的牙床就是太多，生生把牙齿包成了正方形。所以说从美观的角度上看，就需要切除一点儿多余的牙龈。

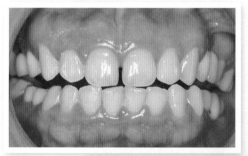

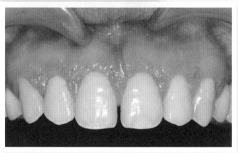

供图人：@ 牙周小王

　　还有一类患者，笑的时候不光会露出上牙，还会露出宽宽的一条牙床，我们称为露龈笑，也不太符合当今的审美。对此，我们也可以通过牙冠延长术来改善，把多余的牙龈切掉一点儿，塑造更美观的牙齿身材比例。我有时也戏称它为牙科的"双眼皮手术"，因为切下来的一小条牙龈，就像双眼皮的形状。

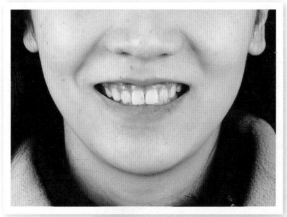

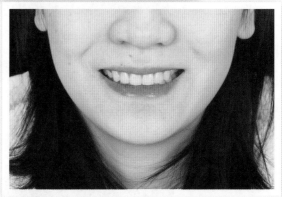

供图人：@温州牙医张超旺

另外还有一种情况，就是**左右上门牙的牙龈形态不对称、不协调**。不要小瞧牙龈的这点不整齐，就像我前边说的，其实牙冠的形态一定程度上也是由牙龈的高矮所决定的。这个在口腔医学领域是有客观标准的。**牙龈少了不好补，但多了，就可以用牙冠延长术为患者打造一个更和谐的笑容。**

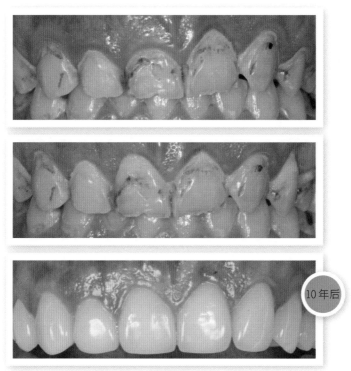

10年后

供图人：@牙齿美容微笑设计师黎曙光

牙冠延长术疼不疼

牙冠延长术虽然也叫手术，而且要切牙龈，有时还要去掉一点对应位置的骨头，但并不痛苦。

我的很多患者都说术后也就一两天有点儿不适应，但比想象中要好很多，止疼药都不用吃，也很少有明显的肿胀。所以，大家千万不要仅仅因为恐惧而错失了创造完美的机会。

⑰ 人见人爱的牙齿漂白

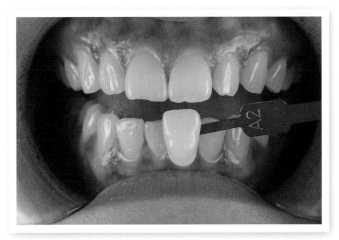

供图人：@ 巴掌大 _ 若只如初见

热门问题

很多人在做牙齿漂白前，总是担心这样做的安全性。

其实，牙齿漂白虽然还谈不上广为人知，但其实也不是什么新科技了，世界范围内已经有几十年的使用历史，其有效性、安全性上已经得到了充分的论证，只要是在口腔医生的指导下使用正规产品，对牙齿没有什么肉眼可见的损害。虽然做的过程中会有不同程度的牙齿敏感，但都是可以很快自行缓解的，没有什么严重后果。

想拥有大白牙，就做起来吧！

牙齿漂白的方法

我做了很多牙齿漂白，曾经有一段时间供应商说我是华北地区单月做漂白最多的医生，因为我认为它是最为经济实惠，也最为微创的牙齿美白手段。**目前业界的共识是漂白不伤牙，基本都有效，但可能会有点轻微的、暂时的不适。**

现在常见的漂白手段有三种：诊室漂白、家庭漂白、内漂白。

诊室漂白

诊室漂白，顾名思义，就是要在牙科诊室，由大夫和护士给你做的漂白。

这种漂白通常是这样做：先用一个小工具把你的嘴撑开，然后用一些手段把牙龈保护好，确保只有牙齿可以接触到漂白剂。因为医生会把高浓度的**过氧化氢**涂在牙上，如果沾到嘴唇或者牙龈上，会很不舒服。然后十几二十分钟换一次药，一般需要换一两次药。**总计漂白时间为三四十分钟。**整个漂白期间可能还会有个看起来科技感十足的灯对着你的牙照。有研究说这样会增强漂白的效果。所以这种有灯的漂白又叫**"冷光美白"**。

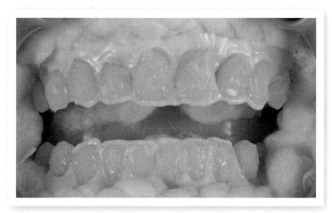

供图人：@ 巴掌大 _ 若只如初见

做完即刻，牙齿就有八成的概率比做之前白多了。一般来说，做之前越黄，做后效果就越明显。但这个黄，是指生理性的黄、吃东西染色的黄，**不包括氟斑牙、四环素牙那种**。

操作没有什么难度，规范即可。我在好几个国家的商场里都见过做这个项目的诊所，可见它的安全性很好。

但由于要在短短三四十分钟之内就要让牙齿有肉眼可见的变化，所以用的漂白剂浓度还是有点高的。有相当一部分朋友在做完美白的当晚会有比较明显的牙齿敏感，一小部分朋友的敏感程度甚至称得上是疼痛。但也不用担心，早点睡觉就好。**漂白引起的牙齿敏感问题通常第二天就好了，也不会有什么后果**。

现在也有一些厂家在抗敏感上做了不少尝试，比如加入抗敏成分，或降低过氧化氢的浓度等。产品的使用体验越来越好了。

诊室漂白还很适合救急，比如明天要拍形象照、近期要面试、下周要同学聚会之类的，都可以赶紧做一下。

家庭漂白

除了诊室漂白，我们还能在家里做牙齿漂白。

做以前，医生会让你咬牙印，然后按照你牙齿的形状给你定制两个小托盘，同时给你配发一些低浓度的漂白凝胶。浓度有多低呢？一般是诊室漂白浓度的 1/10。所以大家就可以安心地自己在家做牙齿美白了。

建议是每天睡觉前，刷完牙以后，把漂白凝胶挤一点在那个小托盘里，然后戴在嘴里，睡觉。第二天早上起来摘掉，正常刷牙就行了。这种漂白的详细使用说明大家可以在我的同名微信公众号里看到，关注后回复"漂白"即可。

家庭漂白至少要坚持两周时间，因为以我的经验，只要坚持了，都能白。而且家庭漂白的不适程度相对可控，基本在脱敏牙膏的帮助下都能克服。所以其优点是效果好，牙不难受；缺点是时间长，睡觉时嘴里有东西难受。

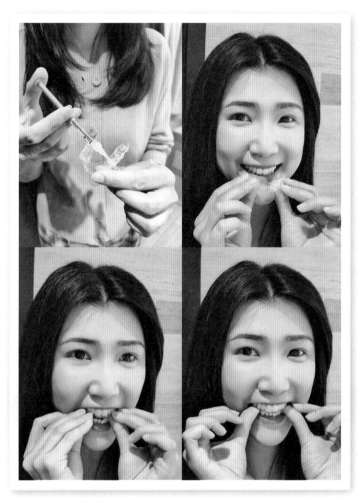

供图人：@许桐楷

内漂白

内漂白适用于门牙单牙的死牙髓变色。

门牙变色，常见于外伤后。你可能都不记得自己受过什么伤，但有时就这么一下，就造成了门牙的牙髓内伤。牙髓受伤后，逐渐就发生了坏死。牙髓组织在坏死以后就会分崩离析，里面的血细胞的颜色就沁在了牙齿里，牙就会表现出一种棕黄色。

对这种牙，可以试试漂白。根管治疗完成后，牙齿的后边有个洞，我们可以直接把漂白的药物填在那个洞里，这样就从内侧，把造成牙齿染色的色素都分解了，牙齿也就恢复了正常颜色。运气好的，只需要一次换药就可以达到很好的效果，也有的两三次以后就能有很明显的改善，而且完全是不疼的。

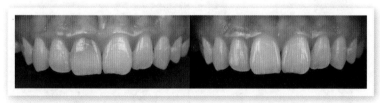

供图人：@ 牙医刘中宁

牙齿漂白是最微创的牙齿美白方式，效果是很好的。如果你对于自己的笑容不太满意，可以先试试漂白。一白遮百丑，牙黄毁所有。但漂白也不是那么完美，这三种方式都有一个共同的问题，就是有可能牙齿会在几年以后发生颜色的反弹。但我还是觉得给牙齿做个漂白是值得的。

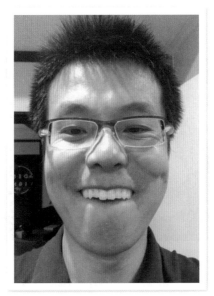

供图人：@许桐楷

18 用贴面缔造完美

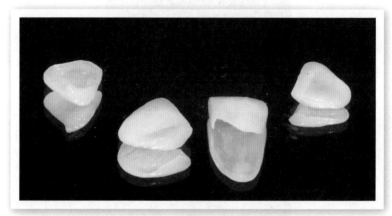

供图人：@许桐楷

贴面是什么

有很多朋友的门牙有大面积改善颜色、形态的需求，尤其当门牙是氟斑牙、四环素牙，或牙齿的磨损严重，以及曾经有过大面积龋坏等。如果牙齿没有太多缺损，可利用的牙体组织还比较多，就可以用瓷贴面进行修复。

232

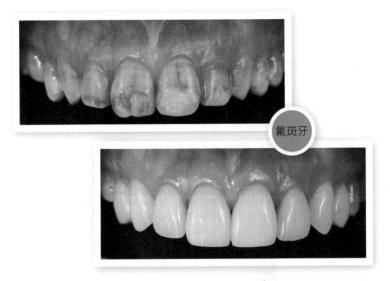

氟斑牙

供图人：@ 牙医刘中宁

做瓷贴面只需要磨掉牙齿正面的一薄层，零点几毫米，然后做一个零点几毫米的瓷片，粘在牙齿上，这个瓷片就可以起到调整牙齿颜色、修复牙齿形态的作用了。喜欢白色就贴块白色的，喜欢自然点的颜色就贴块半透明的。

瓷贴面跟牙冠一样，同属固定修复体，所以制作流程大致是一样的：牙体预备—取印模—等待—戴牙。

全球范围内最流行的瓷贴面材料叫"二硅酸锂增强的玻璃陶瓷"，商品名叫易美铸瓷或者 Emax。

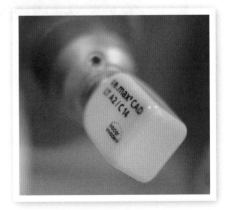

供图人：@ 口腔医生程庚

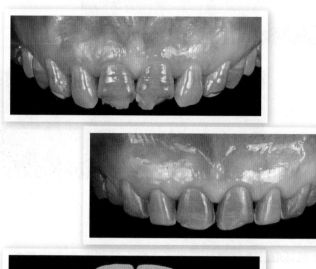

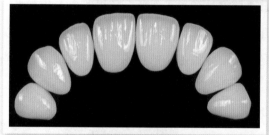

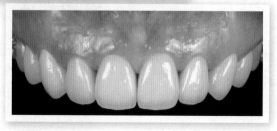

供图人：@温州牙医张超旺

贴面对于前牙美容，是化腐朽为神奇的利器，但它也不是万能的，它只能解决牙齿颜色和形态的问题，对于排列不齐是无能为力的。所以如果既要白又要齐，那就得先做牙齿矫正，把牙齿排齐，然后再做贴面。

贴面结实吗

大家对这个技术最大的顾虑就是：能结实吗？这个顾虑不单来自患者朋友，也有不少是来自牙科同仁。

贴面结实与否的问题包含两个维度：

一是能粘得结实吗？

这就要说到近几十年来牙科最大的进步之一：对于往牙齿上粘东西，我们越来越擅长了。就好比现在的很多板式家具，不需要复杂的榫卯结构了，因为木工胶水已经非常厉害了。瓷贴面的粘接，我个人认为，是我们牙科解决得最完美的临床问题。由于我们磨得很少，牙齿表面的牙釉质还剩下一些。牙釉质是非常坚硬和稳固的羟基磷灰石，瓷贴面，则是更加纯粹的陶瓷。两者间可以通过树脂形成非常稳固的粘接。这种粘接可靠到什么程度呢？粘接强度大于牙体组织的自身强度。也就是说即便在极端的情况下，牙齿可能会带着瓷贴面一起折断，但不会开胶。

当然前提是牙医懂得该怎么做瓷贴面。患者也很容易分辨牙医会不会做瓷贴面。只要说"做瓷贴面容易掉"的牙医，应该就是不会做瓷贴面的。这也不丢人，我也不会做正畸。

第二重担忧则是，贴面那么薄，能结实吗？有这个担忧我很理解，因为贴面真的薄，也真的脆。

我就徒手捏碎过给患者朋友准备的贴面。但这和贴面粘到牙上以后的强度不是一个概念。

这里边的力学原理就比较复杂了。我举个例子吧：贴瓷砖。瓷砖也是不太结实，很易碎的，从楼下搬到楼上，可能就碎了一两块。而一旦瓷砖按照工序泡足了水，由一名好瓦工把够标号的水泥调拌好，均匀涂抹在瓷砖背面，再贴到做好处理的墙面上，用橡皮锤敲平，过几天就是你家最结实的地方之一。装修过老房子的人都能明白我的意思——最难拆的就是这些瓷砖。为什么一片薄薄的瓷砖会有这么大的变化？因为它在粘好后已经成了墙的一部分，再有什么撞击时，后边有墙撑着。瓷贴面也同理，虽然薄，但只要由牙医把它妥帖地粘接到牙齿上，它就不再是独立的瓷片了，而是新的一层人工牙釉质。

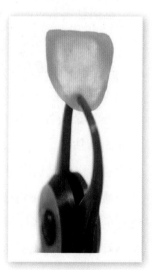

供图人：@许桐楷

⑲ 熟悉却又陌生的活动假牙

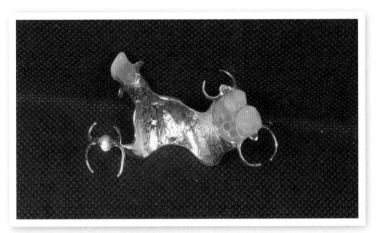

供图人：北大口腔医院徐宏技师

活动假牙的适用范围

活动假牙就是有粉色的牙床、白色的牙齿和金属钩子的那种假牙，可以自己戴，自己摘。

缺一颗牙可以做活动假牙，就剩下一颗牙也可以做活动假牙。如果把满口假牙也算上，那活动假牙就可以修复一切缺牙。

镶牙挂什么科

如果有镶牙的计划，应最先去看修复科。不管你是已经缺牙有一段时间了，还是有几颗牙齿已经摇摇欲坠，只要你想镶牙了，就先去看修复科，拔牙前就去。这样修复科大夫就可以给出一个比较全面的计划，告诉你都该做哪些准备工作。更重要的是，让医生帮你确定一下到底要拔多少颗牙。拔完还得再等 3 个月等，牙床恢复并相对稳定下来，否则镶上的牙很快就会不合适了。

能不能别拔那么多牙？有时候可以商量，如果你特别舍不得那几颗有点松动的牙，也可以先不拔，但你要做好两三年之内就要不得不把它们拔掉后重新镶牙的思想准备。

戴假牙会伤害其他牙吗

戴活动假牙是不是会把剩下的牙都戴坏？

这有医、患、技三方面的因素，主要是医患（技师也是听医生的）。设计合理的假牙，对于剩余牙齿不应该造成难以承受的负担，至少不应该短短几年内就不行了。这个设计的好坏主要取决于医生的知识和经验储备。活动假牙的预期寿命是5～7年，因为牙床还会继续萎缩，时间长了假牙难免就不服帖了。另外，假牙上的树脂也会有磨损，磨损到一定程度就应该更换了。

对于患者朋友来说，也有一些需要注意的方面：首先就是**剩下的这几颗天然牙一定要认真刷**，一定要搞好清洁工作。特别是靠近缺牙位置的牙齿，由于要直接和假牙接触，并且有那么几个位置常规刷牙可能都不太能清洁到，很容易再坏。**另外，要定期复查**，没有什么感觉也要复查。人的适应能力是很强的，也许你已经和嘴里的假牙"和解"了，但其实可能仍然在隐隐地彼此折磨。所以定期让医生看看，让医生给出保养建议，可以让假牙用起来更舒服。而且也要**密切关注剩余牙的情况**，如果有了龋坏的趋势，要及时干预。

假牙也要注意清洁，每天也要刷，但刷的时候别用牙膏，因为牙膏里的摩擦剂会加速假牙树脂部分的磨损。最好定期用义齿清洁剂浸泡一下，因为假牙上容易有一些比较"顽强"的病菌，如果不定期清洁，会造成假牙承托区域的牙床红肿糜烂，形成义齿性口炎，而且往往还会合并真菌感染，治起来比较麻烦。

睡觉的时候别戴假牙。一是让嘴里那些天然牙能有个休息的时间；二是避免夜间口腔中细菌大量定植到假牙上；三是怕误吞误吸，特别是老年朋友，咽反射不那么灵敏了，假牙用得久了也会比较松。所以，睡前把假牙清洁好以后，用点清水泡着就行（不用凉白开，自来水就行）。

一句话，活动假牙不是一劳永逸的解决方案，依然需要患者和医生的悉心维护，所以一定要定期戴着它来看看牙医。

⑳ 种植牙是怎么种的

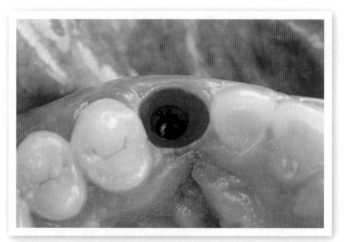

供图人：@奔跑的牙医李军

什么情况能做种植牙

　　种植牙是这几年大热的治疗项目，很多人都在这里看到了希望，不管是患者还是医生。

　　总有人问我："我这颗牙能种吗？"有的是真想知道这个答案，有的就是想找个劝退的理由。这么说吧，现在的种植牙技术经历了几十年的高速发展，虽然还谈不上完美，但已经非常成熟了，只要你足够想种，基本都能种上，无非就是可能需要更多的准备工作，更复杂甚至更多次数的手术，更长的治疗周期，以及更多的费用。

牙槽骨的骨量不够我们可以拆东墙补西墙，从口腔里甚至身体上其他骨头有富余的地方取，也可以用经过高科技处理的小牛骨来增加骨量。我们医院颌面外科有很多因为口腔恶性肿瘤摘除了整个下颌骨的患者，现在也可以经过手术修复，做上种植牙了，大大提高了他们的术后生活质量和尊严。

另外也有中老年朋友担心自己的身体状况无法耐受种植牙手术。这个属于把种植牙想得太复杂了。**一般来说种牙都比拔牙要舒服一些**。当然，对于全身情况复杂的患者，种植牙医生也还是会仔细评估手术的可行性和风险的。

如何选择种植牙的品牌和系统

几乎每个来做种植牙的朋友都会问："我该种个什么系统？什么牌子的？"

我觉得这就不该是患者考虑的问题。

拿车举例子。该买什么车？这么问是没有答案的。几万元买个小车也是四个轱辘一个方向盘，一百多万元买个豪车也得自己开车门，不踩油门它不走。哪个牌子好？豪车也有很多技术门道，你真的想弄明白各种 4 驱技术以及发动机的区别吗？就算弄明白了，你就知道哪个好吗？大概率最后还是哪个看着顺眼买哪个。

回到种植牙，最重要的不是种植系统，是医生。种植牙之父，已故的布仑马克教授，开创了现代口腔种植。他老人家当年所用的种植体以现在的标准来说，可称为简陋，但他的患者有很多用了半辈子。而如果反过来，顶级的植体被种错了位置、种歪了方向、术中术后发生了感染，甚至损伤了邻近重要的神经血管，结局也会是非常令人遗憾的。

高手和专家也不是不出问题或者不犯错误，但概率小很多，而且往往是非战之罪。患者朋友们也没必要知道什么内六角连接、莫氏锥度、平台转移、植体表面处理工艺和亲水能力……这些知识不是在短短十几分钟内就能掌握的。

所以，核心还是选准医生，然后根据自己的预算看看医生的推荐，而且种植系统之所以称为系统，也是因为它足够复杂，一个医生如果能把一到两个系统完全驾驭，已经是很了不起的了，也足以解决绝大多数临床问题，所以也别"逼着"医生用一个你"更喜欢"的系统。当然，种植系统的档次也有些大致的规律，跟工业水平基本是对应的，但也就是大致如此而已，不能绝对化。

做种植牙的时机

做种植牙的时机其实有很多，从拔完牙当场就种上，到缺牙几十年再种，都可以。具体情况具体分析，没有一个绝对的黄金时间段。

如果牙还没拔，最好拔牙前就让种植医生检查一下，然后根据情况来预约手术时间；有时候种植医生也会亲手来拔牙，拔牙的同时就可以给后期做点准备工作了。

如果已经拔掉了，一般来讲半年以内是比较好的种植时间，拔牙伤口也愈合了，骨头也还没怎么萎缩。是的，一旦牙齿没有了，这个位置的骨头就会不可避免地开始萎缩。所以种牙尽量还是别拖太久，否则可能后期你还得多花一份补骨头的钱。

说到这儿还要多讲一句，**不是所有的牙齿情况都适合即拔即种**。这种技术确实在有些情况下是不可替代的，主要是前牙区缺牙时，但再次提醒，不是所有的情况都适合，而且即拔即种对医生的技术有更高的要求。

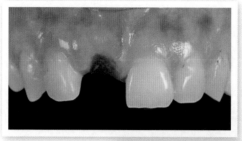

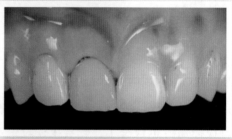

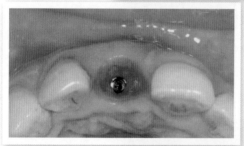

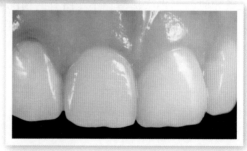

供图人：北大口腔王妙贞、张吉昊医生

种植牙的操作流程

简单说一下种植牙的大概流程。

种植牙，不是播下一颗种子就等待收获的技术。往简单了说，种植牙是在缺牙的骨头上放进去一颗特制的人工牙根（金属或陶瓷材质），它能很好地和骨头结合，真的长在一起，这个过程通常需要 2～6 个月不等，等牙根和骨头长牢了，我们通过人工牙根上预留的接口，可以在上边接一颗全瓷牙冠，这样一颗牙就种好了。顺利的情况下，患者需要就诊 3～4 次，整个治疗周期在 3～6 个月。

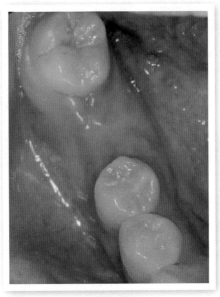

供图人：北大口腔黄进伟医生

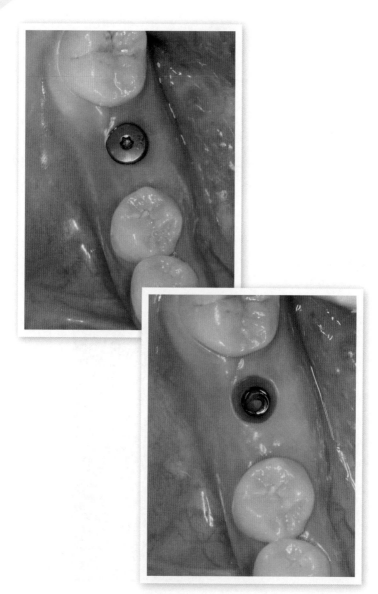

供图人：北大口腔黄进伟医生

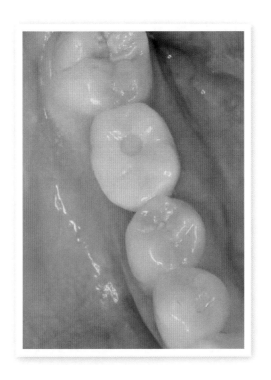

种完就万事大吉了吗

　　种植牙是否一劳永逸？很遗憾，并不是。就像买了辆好车一样，开得久了会有这样或那样的毛病，有的情况下能修，有的只能报废；中间也得按里程、按时间，定时保养。种植牙也一样，它是在金属牙根上接金属基台，外套全瓷牙冠，所有的部件都有可能出现机械问题，比如螺丝松了、牙冠崩了、金属断裂了天然牙会得牙周炎，种植牙也一样会得种植体周围炎，而且一旦得上，处理起来比天然牙还麻烦，病情进展得也更快。所以每天的清洁工作一样要认真做好，每年也一样要找牙医维护、洗牙，最好还要找种牙的医生复查。因为工具都不通用，就像宝马 4s 店修不了奔驰车。

所以，种植牙虽然是修复缺失牙的很好的选择，但还不能说是完美的选择，大家还是尽量保护好自己的原装牙齿，如果真的需要种牙了，也祝你找到信得过的好医生。

第 9 章

居家美牙小秘技

① 刷牙，你刷对了吗

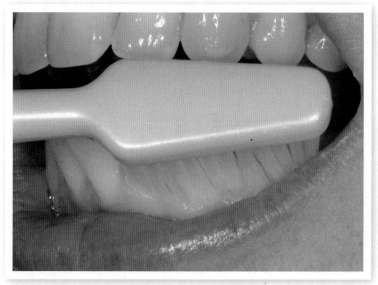

供图人：马尔默大学口腔学院

一天刷两次牙是不是矫情

早上起来为什么要刷牙？睡觉前明明刷了牙，刷完牙就睡觉了，没吃没喝没梦游，为什么早上起来还要再刷一遍牙？

这个问题的核心其实是刷牙到底是想刷掉什么。我们刷牙的目的不仅是清洁食物残渣，更是清除附着在牙齿上的牙菌斑。

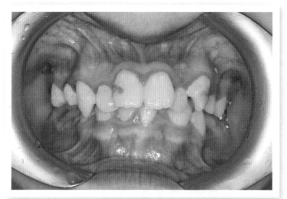

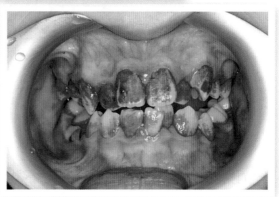

供图人：@ 牙周治病君

　　牙菌斑可以说是口腔里的万恶之源，就是它导致了龋齿和牙周病；口气不好，它也是主要原因之一。我们日常的各种口腔卫生清洁手段，都是为了对付不同部位的牙菌斑。很遗憾的是，即便我们使出浑身解数，还是无法实现彻底地消灭牙菌斑。

晚上即便你非常高效地刷好了牙，口腔中还是会残留一小部分的细菌。而夜间在睡眠过程中，我们的唾液分泌会减少。失去了唾液的冲刷，口腔内的细菌就迎来了一次非常好的繁殖机会。一整晚的时间已经足够让细菌重新占领口腔。这也就是大家早上起来的时候会觉得口苦，觉得嘴里有味，觉得牙面上不光滑的原因。

所以，刷牙应该早晚各一次，每次 2～3 分钟，早晨可以在起床后也可以在早饭后刷牙，晚上推荐在睡觉前刷牙。如果熬夜的话，晚上十点来钟也可以考虑刷牙了，而且刷了以后就不要吃夜宵了。

刷了一辈子牙，却刷错了位置

既然说到我们刷牙的主要目的是清除牙菌斑，那么接下来咱们再来明确一下：牙菌斑最容易长在哪个位置？

通常来讲有两个部位。

一个是**后牙**的咬合面，上面遍布了很多的窝沟点隙，这里很容易积存食物残渣和细菌。但这里其实还不是牙菌斑最容易生长的位置，因为随着我们咀嚼食物，这个部位也一直受到食物的撞击和冲刷，不利于细菌的稳定生长。

另一个是大家平时刷牙时容易忽略的部位，牙齿和牙龈交界的位置，专业上称为**牙颈部**。这个位置由于牙齿外形的原因，不太容易受到食物的摩擦。而且很多朋友刷牙的时候，也不会刻意清洁这个位置，所以往往在这里会观察到最多最厚的牙菌斑。牙结石往往也是在这里形成的。这个地方的病菌产生的毒素也可以直达牙龈，导致牙龈炎症，刷牙出血。所以要是就这个问题做个短视频，就应该配个很惊悚的标题："你刷牙几十年一直都刷错了位置！"

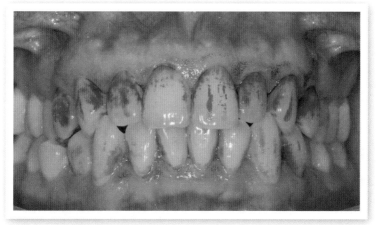

供图人：@许桐楷

正确的刷牙方式

　　结合牙菌斑的分布特点，为了更好地提高刷牙效果，现在国际上最主流的，也是中华口腔医学会推荐的刷牙方法叫：改良巴氏刷牙法。关于这个刷牙方法的介绍，请读者朋友们扫北京大学口腔医院录制的视频二维码。用微信扫一扫就能详细了解。

在此提示几个动作要领：**刷毛斜向牙根 45 度，放在牙齿和牙龈的交界处。**也就是说刷下牙时，刷毛是斜向下，刷上牙时，刷毛是斜向上。刷毛一半在牙齿上，一半在牙床上，要能感觉到刷到牙床了。这样不但可以确保刷干净牙齿的根部，纤细的刷毛还可进入牙齿和牙龈交界的那个缝隙里，进一步提升清洁效果。牙刷在口腔内以正确的角度放好以后，可以**前后横向地小幅震颤，震颤幅度控制在一两颗牙以内。**这个不同于我们不提倡的那种拉大锯式的横刷法，要点就是幅度要小。小幅度就没有大力量，就不会过度磨损牙齿和牙床。

以上是"巴氏刷牙法"。"改良"两字如何体现呢？就是让牙刷在每颗牙的位置震颤几下以后，以刷柄为轴，从牙床向牙冠转动拂扫。这样做，一方面是便于全面地清洁牙面；另一方面是把下方附着在牙面上的牙菌斑扫到口腔中，以便一会儿漱口冲走。

以上是改良巴氏刷牙法的分解动作要领，而且这只是一两颗牙的一侧，该刷牙方法提倡的是一颗牙一颗牙这样刷过来。内外都要刷，特别是下牙内侧。由于重力，下牙内侧本身就比上边更容易脏，刷的时候舌头还有点碍事，往往是很多朋友刷牙的薄弱环节，因此要有意识地加强。每次刷完牙以后可以用舌头舔舔下牙的内侧面，感觉一下是否光滑，如果舔着像有个棱，那就说明还没刷到位，可以用牙刷有重点地再找补几下。还有一个小技巧：上下前牙的内侧，由于是处于弧度的内环，牙刷横向运动时会受限，所以可以把牙刷立起来，在这个位置上下刷。

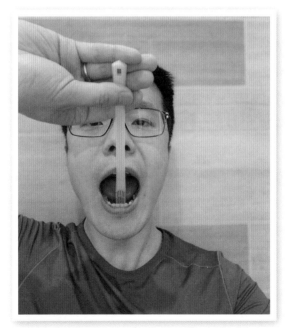

供图人：@许桐楷

② 牙膏应该怎么选，怎么用

牙膏千千万，到底该选啥

建议所有人都应该使用含氟牙膏。因为牙膏最核心的作用就是和牙刷配合在一起，帮助我们把牙齿弄干净。

理论上来讲，只要弄到了绝对干净，就可以杜绝口腔疾病的发生。但想把口腔里的细菌完全杀灭或者说刷牙后达到100%没有牙菌斑，是一件不可能的事情。所以我们还是希望牙膏中的一些功效成分，能够帮助我们进一步地防治口腔疾病。

没有蛀牙，是我们刷牙的核心目标之一。而含氟牙膏在我看来无疑是20世纪口腔医学中最伟大的发现，用极低的成本，大幅降低了龋病的发生。

其原理简单来讲，就是适量的氟在牙齿表面外用的时候，可以使得我们牙齿变得更加坚韧，更加耐腐蚀，同时也能够帮助已经初步脱矿或者腐蚀的牙齿，重新坚固起来。

含氟牙膏会不会中毒

很多人不用含氟牙膏的理由，可能是听说含氟牙膏致癌或者有毒。**但其实都没有。**首先国家是不会放任一个有毒又致癌的东西在市面上销售的。另外，从市场规模或品牌上来说，所有的世界500强日化企业生产的牙膏，都是含氟牙膏，没有例外。

我曾经跟很多牙膏的研发人员在一起探讨技术和产品方向，用他们并不希望被记录在案的话说，现在的含氟牙膏，从安全性来说，即便是由于意外，吃进去一些，也不用去医院洗胃。当然在这里并没有鼓励大家尝试的意思。不要吃牙膏，不要吃牙膏，不要吃牙膏。重要的事情说三遍。但就是想说一下，含氟牙膏是很安全的。

孩子能用含氟牙膏吗

婴幼儿使用含氟牙膏，已经被写入了2021年1月1日起开始执行的《婴幼儿龋防治指南》。这是由咱们国家最顶尖的儿童口腔科专家和口腔疾病预防专家们共同提出的。为什么要提倡婴幼儿使用含氟牙膏呢？原因如下：

在乳牙上使用含氟牙膏的意义更加重大。因为乳牙的耐腐蚀性能要比成人的恒牙差一些。另外牙齿在刚刚长出来的时候，其表面的矿化还没有完成，需要在口腔内继续完成矿化。使用含氟牙膏，可以帮助这一进程更好更快地完成，同时帮助抵御外来的酸性物质的侵蚀。

而且现在的儿童含氟牙膏，不光是口味上更加适合儿童，含氟浓度也会比成人的略低一些。

我经常会收到微信或者网友的提问，说孩子从两岁起就开始由大人给他刷牙了，为什么牙还是坏了这么多？其实很可能就是刷牙刷得太晚了。**从孩子长出第 1 颗乳牙开始，家长就要用含氟儿童牙膏，给孩子刷牙。**

孩子一般是从出生后 6 个月就开始长第 1 颗乳牙，到两岁的时候基本所有的乳牙已经都出齐了。如果从这个时候才开始刷，那么可以预见，嘴里肯定已经有一些坏牙了。而且从养成刷牙习惯的角度看，在孩子第一颗乳牙萌出时，就开始帮他刷牙，形成每天刷牙、清洁口腔的好习惯，这个对于他以后能够拥有良好的口腔卫生状况是很有益处的。

含氟牙膏每次挤多少

成人使用含氟牙膏的用量推荐是在每次 1 厘米左右。我量了一下，1 厘米长的牙膏跟我的小指宽度差不多。那么婴幼儿和儿童应该使用多少含氟牙膏呢？这要考虑两方面因素：一方面他们体重还比较轻；另一方面，他们的漱口技术并没有大人掌握得那么好。所以，0 ~ 3 岁，我们推荐使用含氟牙膏的量是每次米粒大小，3 ~ 6 岁的量是每次黄豆大小，6 岁以上就可以用和成人类似的用量了。

如何鉴别牙膏是否含氟

方法很简单，因为国家标准中对于牙膏含氟有着很明确的规定。所以大家只需要看一下牙膏的成分表，只要其中含有单氟磷酸钠、氟化钠、氟化亚锡或者氟化胺中的任意一种，并且在其后会有一个浓度的标注，一般是 500ppm ～ 1500ppm或者 0.05% ～ 0.15%，那么它就是一款含氟牙膏。不会有比0.15% 更高的数字，0.15% 是上限。

再简单一点，只要你在成分表中看到有"氟"这个字，不管是什么氟化物，后边还跟了一个数字的，那就是含氟牙膏。

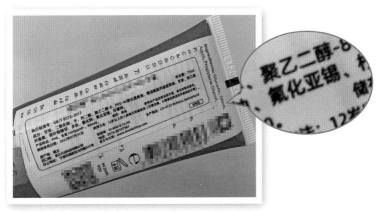

供图人：@许桐楷

确定了牙膏含氟以后，有的朋友还有进阶需求，想选一个适合自己的含氟浓度。国家规定了，只要牙膏含氟，就必须标注浓度，这个浓度就是含氟牙膏有效性和安全性的保证，也是国家质量检查的重点。一般来说，**浓度小于 500ppm 也就是 0.05%，就被认为防龋能力比较令人怀疑了**，所以一般含氟牙膏都是大于 500ppm 的，但也有一些"打擦边球"的，不推荐。选牙膏主要就是分成人牙膏和儿童牙膏，儿童牙膏一般都是 500ppm ～ 1000ppm 浓度的，成人的话，我建议选浓度高的。国标允许的浓度上限是 1500ppm。不少厂家为了确保不超标，**产品就设计为 1450ppm，这也算是在市面上能买到的最高浓度的含氟牙膏了。**

实际上在国外还有一些更高浓度的产品供一些特别爱患龋齿的朋友选购，但那些一般都是被当作药品来进行管理的，需要口腔医生的建议和处方，目前国内还没有类似产品，也不建议大家在没有口腔医生指导的情况下自行购买类似产品。

最后提醒一点，有的朋友说，我买的牙膏上怎么没有成分表？是不是假冒伪劣产品？**成分表一般是印在牙膏盒上，牙膏管上有时确实是没有的。**

其实除了氟以外，近年来，牙膏工业界也还是取得了一些技术上的进步，并不像有一些书上或者一些医生所说的："牙膏在刷牙过程中只是摩擦剂在起作用，加入发泡剂只是为了增加一点刷牙的趣味性"。牙膏中确有一些成分，能够真正地帮助我们的牙齿和牙床处于一个更健康的状态。

刷牙前牙膏蘸不蘸水

有不少朋友纠结于牙膏挤到牙刷上以后，要不要先蘸一下水。

其实这是一个无所谓的问题。牙膏蘸不蘸水，你开心就好。但如果非要较个真儿，我也咨询了牙膏工业界的朋友。回答如下：

除非牙膏盒上有特殊注明，要求不蘸水直接刷，否则还是建议大家蘸一下水再刷。因为牙膏中有不少的成分，需要先溶解在水中，然后才能更好地发挥作用。但就算你不蘸，口腔里本来也是湿润的，也不会有太大影响。但有一些朋友用过某些牙膏以后，会觉得双颊的黏膜发涩。如果有这样的感觉，那你可以试试蘸水，应该对此会有所改善，因为这种发涩往往是由于牙膏造成的黏膜脱水。

最后，要再提醒一下各位读者，一定要用含氟牙膏刷牙。

3 电动牙刷到底是不是智商税

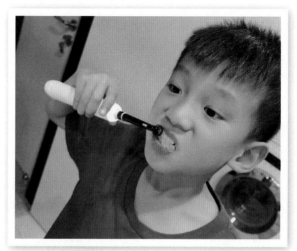

供图人：@许桐楷

电动牙刷是不是智商税

电动牙刷还真不是智商税。

在我看来只要你们家用洗衣机、洗碗机，就没有理由不选择电动牙刷。它们都是通过电能，把我们从一些简单的机械动作中解脱出来。

电动牙刷比手动牙刷效率高，这件事儿想必大家是比较容易理解的。也确实有很多研究，得出了不同的数据。有说电动牙刷比手动牙刷强 3 倍的，也有说比手动牙刷的效率高 6 倍的。但是在这里我还是想说一下，好比洗衣机，面对一些贵重衣物或顽固污渍，仍然要选择手洗。**如果你已经充分地掌握了正确的刷牙方法，使用普通牙刷也是可以获得非常好的清洁效果的。只不过使用电动牙刷能够更容易实现这一点，而且速度更快。**

换个角度说，目前有着良好刷牙习惯的人还非常少，能够做到每天刷牙两次的成年人，仅占三成。在这种情况下，我认为推广电动牙刷，还是应该能让更多的朋友获得更好的口腔卫生状况。

除了效率高，电动牙刷还有一些其他的优点，比如**更利于我们掌握刷牙的时间**。大家都知道刷牙要刷两分钟，但实际上，在不看表的情况下，能够刷到两分钟的人并不多。

医学界曾经做过这样的实验。找志愿者来刷牙，然后让他们在自以为两分钟的时候停下来。用时最短的人只用了 40 多秒就觉得到两分钟了。这样是无法保证刷牙效果的。而现在几乎所有的电动牙刷都有刷牙时间的提醒功能，它会每 30 秒振动一下。这样就可以让我们至少知道什么时候刷够了两分钟，而且能够把这两分钟更均匀地分配在刷不同位置的牙之中，而不至于只在一个地方刷了半天。

电动牙刷还有一个很大的优势，就是在一些高级点儿的型号上，还可以帮助我们很好地控制刷牙的力量。

关于刷牙应该用多大力气这件事儿，实际上早有定论，应该是**两牛顿左右的力**。但这样一个数字对于我们普通人，是没有任何意义的。而且还有很多人信奉刷牙就应该是"大力出奇迹"，以为使的劲越大刷得越干净。电动牙刷很好地解决了这一问题。它在刷柄中内置了力量的传感器，每当压力超过两牛顿的时候，会亮灯报警，同时降低转速，以此来提示我们刷牙的力气太大了。这样就很好地保护了我们的牙齿和牙龈。现在更高级一点儿的电动牙刷，除了告诉我们什么时候力气太大了，还会告诉我们什么时候力气太小了。这样就更有助于我们始终是用一个适当的力度来刷牙。

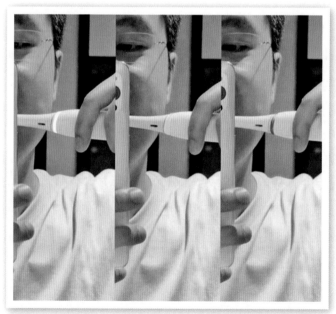

供图人：@许桐楷

电动牙刷的安全性

电动牙刷也不是什么新潮玩意儿了。20世纪80年代就已经有了电动牙刷，最早它是给残障人士或者老年人准备的。这种情况在我们的文明发展过程中也并不少见，原本是一些特定用途的产品，后来发现既对大家都有好处又不贵，逐渐就普及了。现在专业期刊上关于电动牙刷的研究数不胜数，安全性也是很多专家都很关注的。目前的结论是：**从安全性上来讲，电动牙刷和手动牙刷相比并没有明显的区别。**

关于电动牙刷，我最后再补充一点，就是大家在使用电动牙刷的过程中要注意手法。我们前面也介绍了，用手动牙刷时，推荐大家使用改良巴氏刷牙法。这个刷牙方法的核心就是刷头小幅震颤。这个小幅震颤，其实电动牙刷就已经独立完成了，那么对于我们来说，就不需要拿着电动牙刷在嘴里来回动了，**只需要把电动牙刷的刷毛放到正确的位置上，然后让电动牙刷在不同位置牙齿的牙面上缓缓移动，在这个过程中，电动牙刷的刷毛不停摆动，就把牙面刷干净了。**

4 真的需要用牙线吗

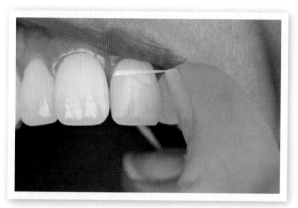

供图人：TePe

我们为什么要用牙线

经常有患者问我：我每天刷两遍牙，为什么还会有龋齿呀？我首先会反问他，你用的是含氟牙膏吗？他说是啊。那我会再问他，平时有用牙线的习惯吗？这个时候的回答往往就不那么硬气了。

成年人，最容易发生龋齿的位置，往往是在牙缝里。牙缝是龋齿默默发展很长时间却难以被发现的地方。

为什么牙缝里最容易坏？根据龋齿发生的原理，在咱们的嘴里，如果有那么个地方，长期得不到有效的清理，以至于牙菌斑大量稳定地存在，那就有可能会发生龋齿。牙缝就符合这个标准，因为刷牙是刷不到这个缝里的。想要清洁牙缝，就需要牙线出马了。

说到这里还是有些朋友不服，他身边有人从来都不用牙线，也没见他牙缝里都发生龋齿啊。这个确实有，但也是可以解释的，最主要的原因是**口腔内的菌群不同**。口腔中已知的细菌种类有大几百种，有的是"坏蛋"，导致龋齿、牙周病和口臭，有的还有点好作用，会产生一些人体所需的物质，也有更多我们还没搞清它们的作用。口腔中的细菌呈现一种此消彼长的态势。**有的人比较幸运，口腔中一直是相对无害的细菌占优势，有的人则比较倒霉，口腔中是"坏分子"占大多数，稍有不注意就牙齿脱矿、牙龈发炎。**我们能做的就是尽量把口腔卫生搞好，没必要去赌自己的健康。而且，只要你在刷牙之后用过一次牙线，亲眼看到、闻到从牙缝里都剔出了些什么，我觉得你就会理解用牙线的必要性了。

牙线会不会把牙缝撑大

很多人对牙线还是有顾虑，怕用牙线把牙缝弄大了，也有的是怕一旦用上就离不开了。其实如果生活已经到了一定水平，或者吃够了牙科的苦，牙线就应该是离不开的日用品。

牙线每天一次就可以，我建议是在晚上刷牙前用。这样剔出来的软垢一会儿刷牙时就冲走了，而且先把牙缝里的牙面刮干净，有助于牙膏里的功效成分更好地保护牙齿。

而且牙线不是普通棉线，要么本身就特别薄，要么就是在通过牙缝的时候可以变薄。牙齿自身也有生理动度，这点动度就足够牙线通过了，所以牙线并不会给两边的牙齿造成什么压力，造成牙缝变大。**有些朋友用过牙线以后确实觉得好像牙缝变得有点露风了，通透了。这就对了。**跟洗牙是一样的道理，原本这里填了些软垢，剔出去以后会有点空间，另外原本在细菌的刺激下牙龈难免有点炎症、水肿，现在都弄干净了，牙龈也会消肿，又产生了一点空间。这是象征着健康的通透，不要怕，只有日日保持这种通透，让这里空空如也，没有牙菌斑，牙周才能继续健康，牙龈才不会继续萎缩。

牙线的使用技巧

但牙线确实有一点不太友好——上手比较费劲。特别是那种成盒的牙线，我们叫轴装牙线，乍一拿到手里真是不知道该怎么用，学校也没教过啊。所以我**建议大家从牙线签开始，也就是那种 P 型的牙线。**

过去我也不太推荐这种，因为市面上的选择太少，牙线的质量也都不太理想，但这几年牙线产业发展很快，真是又便宜又好了。

也有一部分比较讲究的人，觉得就那么一小段线，要反复进入二十几个牙缝，心里有点不好受。对此，我建议克服一下，

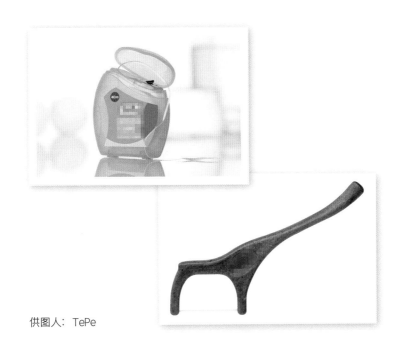

供图人：TePe

本来就都是在你嘴里的东西，有啥可嫌弃的？使用方法也很简单，把那一小段牙线对准牙缝，上下牙轻轻一咬，牙线就会通过一个比较紧的接触点，然后进入一个能稍微活动一下的小空间，在这里左刮刮右刮刮，目的不是用牙线把所有的软垢都带出来，只要把黏附在牙面上的软垢都刮松就好，一会儿刷牙漱口自然就冲走了。对于比较紧的牙缝，进去和出来的时候可以试试拉锯式，来回蹭几下，就会比较容易出入。还是那句话，只要你用过牙线，亲眼看到了牙线上的软垢，那么培养这么一个简单的习惯应该就没有多难了。

⑤ 间隙刷用来刷什么

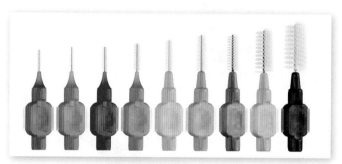

供图人：TePe

为什么要用间隙刷

牙线出现之前，更常见的剔牙工具是牙签。我不太推荐中青年朋友用牙签，因为年轻的时候一般牙龈还都比较充盈，牙齿和牙齿之间的空隙都被牙龈填满了，这时如果用牙签，那就是一根红缨枪啊，牙龈势必受损，久而久之越捅越顺，牙龈就创伤性地萎缩了。

所以在还没有比较明显的牙龈萎缩前，还是应该用牙线。但如果之前有过牙周病的经历，虽经精心治疗，但牙龈已经不可挽回地减少了，牙齿和牙齿之间出现了肉眼可见的三角形缝隙，即黑三角，那么这个时候问题就要复杂一些了。每

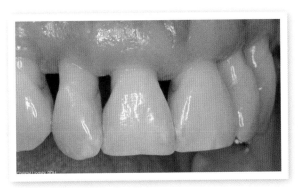

供图人：Christel Lindal 口腔卫生士

每吃过东西，食物残渣直接就从侧面进入黑三角区域中，我们称之为**水平性食物嵌塞**。这种就要加强清洁了，而且这时候不弄干净不但刺激牙龈，还很有可能在这个位置导致牙根龋坏。牙根上没有牙釉质的保护，坏起来是非常快的，我们称之为**根面龋**。这个位置还特别不好补，所以大家一定要好好保护。

　　如果已经有了一定程度的牙龈萎缩和水平性食物嵌塞，用牙线也不是不行，但效率偏低了，这时反倒是牙签可能更合适了。但我们有个更好的选择：**牙间隙刷**，或者叫**牙缝刷**。

　　简单来说，间隙刷就是个缩小版的试管刷，中间有一根很纤细的金属丝，然后在上边遍布了刷毛，有不同的大小粗细选择。用法其实跟牙签类似，平着捅进去再抽出来就行。

　　牙间隙刷除了上述的常规用途以外，还有两种情况非常适合：

一是钢丝矫正期间。钢丝周围、托槽周围都是清洁的难点，不少大小朋友由于低估了正畸期间口腔卫生的重要性以及难度，最终影响了矫正的效果。这些位置，间隙刷可以做到定点清洁。

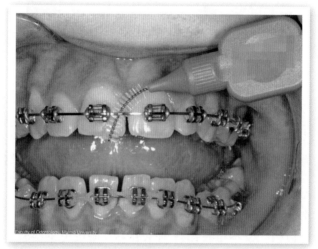

供图人：马尔默大学口腔医学院

二是缺牙的空隙清洁。一旦一颗牙缺失，它两边牙齿的邻面就暴露在口腔里了，这两个面的清洁工作也挺重要，否则很容易在局部形成牙结石或者根面龋，特别是镶了活动假牙的，这个位置由于假牙和牙面间容易积存食物残渣和细菌，也很容易坏。这个位置用一个大号的牙间隙刷，能很方便也很好地清洁干净，毕竟已经没有了牙齿的阻挡。

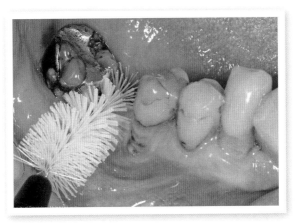

供图人：马尔默大学口腔医学院

间隙刷的选择

间隙刷使用的关键是要选一个合适的尺寸。这个问题几家做牙间隙刷比较专业的厂家也正在攻关，但还没有一个大家自己就可以简单操作的准确测量手段，所以通行的做法有两种：一是牙医推荐，但目前间隙刷的普及程度还不高，很多牙医同仁也不太熟悉那些产品；二是大家先买一个混合套装，里边各种尺寸就都有了，然后自己从细到粗用用看。

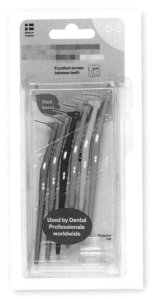

供图人：TePe

　　比较合适的感觉应该是间隙刷可以顺利通过黑三角的间隙，不会卡住或者扎痛牙龈，但同时会觉得刷毛在通过缝隙的时候有一定的摩擦力。这样就算兼顾了效率和安全性了。也要注意，有可能前后牙是需要不同尺寸的间隙刷的，也有可能有的缝可以用，有的缝不能用，这个自己用几天就大概心里有数了。

间隙刷的使用技巧

　　牙间隙刷的使用应该比牙线更频繁一些，因为牙线主要清洁的是牙菌斑，一天一两次就足够了，而牙间隙刷还有打扫食物残渣的任务，所以建议**饭后都用一下**。鉴于目前优质的牙间隙刷成本还比较高，不建议将其作为一次性使用，厂家也是设计为多次使用的。所以用过以后用自来水冲干净就可以，什么时候金属丝折断了，或者刷毛秃了再换。它的寿命和手法是有直接关系的，熟练了以后，一根用上一两周是没有问题的。

⑥ 冲牙器真的有用吗

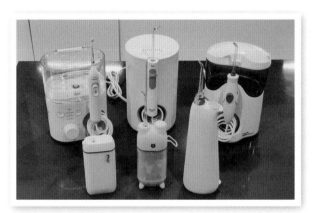

供图人：@许桐楷

为什么要用冲牙器

之前介绍了牙线和牙间隙刷，想必你对于牙缝的清洁已经比较焦虑了，但这两样东西都有不宜操作或者操作时体验较差的缺点。也就是这个缺点，导致很多朋友也只是三分钟热度，很难天天坚持。而口腔卫生的回报本身就是中远期的，没有一个长期稳定的投入是意义不大的。那该如何降低这一块的技术门槛，提高大家的体验呢？

办法就是使用冲牙器。冲牙器也有人称为"水牙线"。看名字就知道它是干啥的了。其实冲牙器就是个高压小水枪，利用水流把牙面上的菌斑和牙缝里的食物残渣冲走。

这个水流跟漱口时的水流可不一样。清水漱口产生不了多大的水流，对牙面上的牙菌斑是无效的，但高压水枪就不一样了，洗过车的都懂，水流一旦有了足够压力，清洁力是不在话下的。

冲牙器有没有伤害

那可能又有朋友担心了，这么大的水流，会不会把牙齿或者牙龈冲坏啊？这个是完全不会的，**能把牙菌斑冲下来的力量离把牙齿和牙龈冲坏还很远呢**。厂家是充分考虑了这个问题的。我就看过这样的科学研究，分析不同状态下的牙龈能耐受的水流压力，测试牙龈和牙齿之间的结合牢固度。冲牙器在设计上让压力远小于上述指标就可以了。

可能还有朋友不放心，说那会不会水滴石穿呢？也不会。因为冲牙器作用的时间太短了。一个牙缝一次顶多冲两秒吧，一天两次就算5秒，冲一年，而且还是你每天两次坚持得特别好，有效冲刷时间也才区区30分钟。自然界的水滴石穿少说也得是不间断地冲刷几十、几百年吧？

下一个问题是冲牙器可以替代牙线吗？按照冲牙器厂家的评测，**优秀的冲牙器可以达到普通牙线九成以上的效果**。我觉得这个问题可以这样来看：如果你现在有着每天使用牙线的习惯，且毫无负担，那你没有必要额外花钱升级到冲牙器；但如果你用不好、用不惯牙线，就可以试试冲牙器，总比不用好很多。这也确实是我身边很多人对于冲牙器的评价：用了就回不去了。

冲牙器的使用技巧

最好还是买台式的冲牙器，因为水箱比手持式的大不少，冲起来比较尽兴；还得买可以调节水流大小的型号，初期可以先用比较柔和的水流过渡。当然，如果有差旅需求，可以再买一个手持式的。

不少人都说刚开始用冲牙器时会牙龈流血。这跟之前说过的好多事都是一个道理：以前一直没管过这里，这里是有炎症的，所以不管是水流、牙线还是间隙刷，都会有点流血。坚持一下，一两周后，这里持续清洁了，炎症应该也就消退了，牙龈不充血了，也就不会冲牙时流血了。但如果两周以后出血的情况还没有缓解，那大概是因为牙缝里有牙线都去不掉的脏东西，比如牙结石、龋洞，那就需要去找牙医了。

冲牙器建议大家在刷牙前用，理由同牙线。开始的时候先选择最柔和的水流，往机器里加水的时候也最好是加温水，因为如果水比较凉的话，冲到牙缝里可能会比较敏感。使用时，人站在洗手池前，身体微微前倾，保持嘴巴张开的状态，然后用冲牙器手柄的尖端对准后牙牙缝（后牙比前牙好操作一点），打开开关，会感觉有水流冲击牙齿和牙龈。最好是感觉水能从牙缝内侧透出来，这就说明方向和角度对了。然后一个缝一个缝地冲过来就行。我个人是只从外侧向内冲，也有高手是内外都冲。一边冲，水一边从嘴里流出来。这会儿你就明白我为啥让你身体前倾且张着嘴了。还有一点很重要，就是一定是先把机器关了，再把喷头从嘴里拿出来。切记。

7 漱口水，是神器还是鸡肋

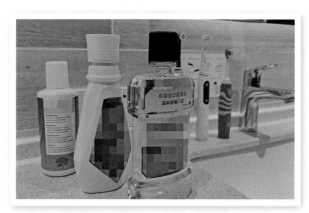

供图人：@许桐楷

为什么要用漱口水

之前咱们讲的牙刷、牙线、冲牙器其实都是对牙菌斑的物理伤害，而且受制于口腔内的复杂地形，杀伤范围多有局限。对于细菌来说，除恶务尽，否则一个晚上就又都满血复活了。那究竟有没有什么方法是 360 度无死角杀菌的呢？漱口水应该算一个。

对于漱口水，大家的态度是比较保守的，普遍担心的是破坏口腔菌群平衡。但实际上口腔里的菌群平衡还是不平衡，**口腔医学界并没有一个测量标准**，临床工作中是不去做这种平衡与否的判断或者诊断的，而且这个说法来源也蹊跷，应该也没有什么过硬的证据支持。但现在确实有一些研究提示，如果日常使用比较猛的漱口水，可能会造成某些特定的有益菌减少，可能会轻微影响内分泌。但要注意是"长期使用比较厉害的漱口水"。什么是厉害的漱口水呢？就是我们医生用处方开具的那一类，一般都在药房卖，我们只有在口腔有严重感染或者说口腔内做了手术的情况下，才建议短期使用，一般使用时间是不超过两周的。因为处方漱口水杀菌效力强，副作用也大，比如味觉改变、舌头发黑、牙齿变黄等。而大家在超市或者电商渠道买的那些日化类的漱口水是没有这些问题的，从配方到浓度都比较温和，有一定的抑菌性，又没有那么霸道，基本可以打消大家的疑虑。

口腔内菌群的顽固程度其实远超大家的想象，要是几瓶药水就能把它们弄乱套，那我们早就彻底战胜龋齿和牙周病了。但这也从一些角度提醒我们使用时也适当注意一下，对未知事物多一些警惕之心。

漱口水的选择

选购漱口水的时候我还是建议大家优先选择那些牙膏品牌或者专业品牌，因为这两年明显感觉漱口水成了很多人眼中的风口，有些一拥而上的架势，但不知它们是否都有足够的技术储备，所以选择时还是保守点。另外还有一些完全不是以抑菌为目的的漱口水，也慎选，比如主要功能是遮盖口气什么的。

要是不把垃圾掏出去，光喷香水的作用是有限的。再有就是**最好选择无酒精配方的**。有些漱口水是用酒精作为溶剂，来使有效成分更好地溶解。这个酒精的浓度会高达百分之二十几，这也是很多漱口水口感辛辣的原因，也会让很多酒精不耐受的朋友出现不适。酒精的频繁接触还有可能增大口腔癌的发生率，用过这样的漱口水之后开车上路，还容易被交警误认为是酒驾。综上所述，在有很多选择的前提下，我觉得还是选无酒精配方吧，而且厂家也意识到这是一个卖点，一般都会在显要位置注明的。剩下的就是挑一个你喜欢的味道了。很多用过漱口水的朋友都被辣出过眼泪，也觉得含漱 30 秒是不可能完成的任务。如果你也有类似体验，可以试试现在那些水果或者花香口味的，一般都会柔和得多。

漱口水的使用技巧

用漱口水漱口的时候别用太多，每次一瓶盖 10 ～ 20 毫升足矣，含的时候也稍微低点头。因为在我们的腮帮子偏上的位置有两个唾液腺的开口，这个开口对于这种刺激会更加敏感，所以低点头，减少它俩被漱口水冲刷浸泡的机会，也能舒服一些。

漱口水的使用频率我建议一天 2 ～ 3 次就可以了，可以在**刷牙以后**用，查漏补缺，也可以在**饭后**用，既清洁口腔又能盖一盖蒜味。

我不提倡大家饭后刷牙。漱漱口就够了。因为有很多体外的模拟研究证实，比如把牙齿在果汁里涮一涮，然后马上刷牙，重复若干次，会发现牙齿出现了明显的磨损，因为果汁的弱酸性已经在吃饭过程中软化了牙釉质，如果慢慢等待，几个小时以后，在唾液的浸泡下，牙齿就又可以重新恢复，但如果吃完饭立马就刷牙，那难免要把这一层刷下来一些。正畸期间，吃完东西就刷牙，那也就是两三年，但如果是终身如此坚持，可能会有问题。

但也请注意，什么时候刷是技术问题，刷不刷是原则问题。以早上为例，起床刷可能略优于早饭后刷，但两者都大大优于干脆不刷。

⑧ 不可不知的牙菌斑指示剂

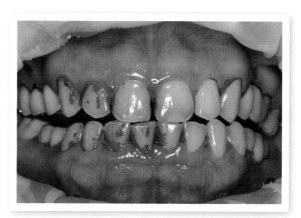

供图人：@牙周小王

有的朋友不愿意去看牙医，原因是去了总挨批评："你这牙刷得不行啊！"所以现在的"高情商说法"是这样的："虽然你每天刷牙的态度可能是认真的，但从客观效果上看，仍有较大提升的空间。"患者甚至会带着哭腔绝望地说："大夫！我还能怎么提升啊！我一天刷三遍！每次都刷四五分钟！电动牙刷我也买了！怎么还刷得不干净啊？"

这时我就会用专用的器械在患者牙齿上的重点部位轻轻划过，然后挑起一小坨牙垢跟他说：你看，这个局部，确实就像没刷过一样。这时候患者就基本崩溃了，濒临破罐子破摔。

如果我们刷牙的目的是清除牙面上的韭菜叶子，那刷牙就变得无比简单了，至少效果好坏一目了然。但我们的敌人——牙菌斑，太狡猾，经过了数十万年和人类的朝夕相处，经历适者生存式的不断筛选，现在能活在我们牙齿上的细菌都自带保护色，且附着力一流。薄薄的一层，乍看上去毫不起眼。

真正干净的牙，是牙医刚给你完成了洁治＋喷砂＋抛光的全套流程，你的舌头滑过牙面能受到那种光滑到飞起的感觉。而你晚上刷牙前，经过了大半天时间的细菌繁殖，正是牙面上"内容"最丰富的时候，舔起来又是另一种感觉了：不平坦、不光滑，甚至有点黏腻。这就是牙菌斑。

本着治病救人的态度，我在这里给大家推荐一个自检刷牙效果的神器——牙菌斑指示剂。

牙菌斑指示剂是什么

牙菌斑指示剂本来是我们口腔预防领域的专用工具，用于定性定量地分析牙面的菌斑情况。原理也很简单，它是一种特殊的可食用色素，能把牙菌斑染色，但不能附着在干净的牙面上。

所以我们在使用的时候先用菌斑指示剂涂在我们想要观察的牙面上，然后用水冲洗或者漱口，干净牙面上的菌斑指示剂会被水带走，还留在牙面上的那些蓝色、绿色、紫色就是牙菌斑了。这样我们就把本来隐身的牙菌斑变成"韭菜叶子"了。

菌斑指示剂是非常安全的，所以用其进行自检是可以在家开展的一项有趣的活动。用法也非常简单：挤出几滴在碟子里，然后用棉签将菌斑指示剂轻轻涂在牙齿表面，静置片刻，最后用清水漱口，漱得用力一点，然后照镜子。

一般来讲，颜色主要会集中在牙齿靠近根部的1/3处，即用巴氏刷牙法适合清理的位置。

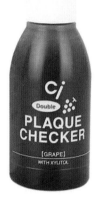

供图人：@许桐楷

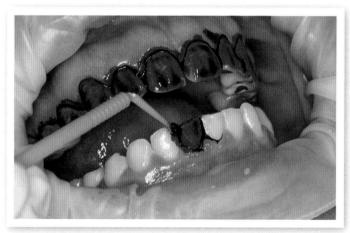

供图人：@牙周小王

菌斑指示剂的使用技巧

准备好牙膏、牙刷、牙线等用具。

操作菌斑指示剂时注意不要沾染到衣物。

棉签头不宜选用过大或者纤维过于致密的。

如果有个别位置怎么刷都还有颜色，说明该处可能有牙结石，需要有空去口腔医院洗洗牙了。

未成年人应在家长指导下使用，并且将菌斑指示剂储存在孩子不能触及的位置。

用法很简单：先刷一遍牙，然后使用菌斑指示剂。有的是用它漱口，有的是用棉签涂擦，弄完以后用清水漱漱口，这时牙面还有颜色的地方就是有牙菌斑的地方了，而且有的菌斑指示剂还可以通过颜色的深浅来判读这个菌斑是新形成的还是已经有些时日了。这样大家对于刷牙的效果就有一个比较客观的评价了，而且可以分析出来哪里是今天的疏忽，哪里是长期的死角。然后就可以有针对性地加强刷牙，刷的时候稍微体会一下牙刷在嘴里的位置和动作，下次刷牙的时候要找到这个感觉，才能把容易遗漏的位置刷干净。多有意思啊！一定要找一个周末比较闲暇的时间来玩，因为你会发现，这个染色不是那么容易刷干净的。

家里有孩子的，这个就更加适合了。小朋友们刷牙好多都是简单地模仿，凭感觉，自我感觉还特别良好。这个科学小实

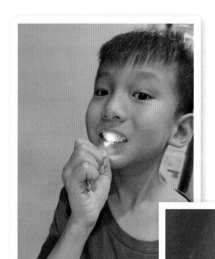

供图人：@许桐楷

验可以让孩子们清楚地看到自己刷牙的目的是什么，平时哪里是不太容易刷干净的，以及自己刷牙可以带来的变化，这对他们养成科学有效的刷牙习惯是非常有好处的。

现在市场上还有一些新产品，比如把菌斑染色剂直接添加到牙膏里，然后还调了一点荧光剂在里面，刷牙后用类似验钞机的小蓝灯一照，就可以看见哪里还有没刷干净的细菌，孩子们更喜欢。

主流植体 X 光对版自查图

诺贝尔 Nobel Replace CC

诺贝尔 Nobel Select

诺贝尔 Nobel Active

诺贝尔 Nobel Speedy

诺贝尔 Nobel Groovy

诺贝尔 Nobel Parallel CC
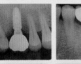

MIS 赛稳 Seven

士卓曼 Straumann 软组织水平

士卓曼 Straumann 骨水平 / 骨水平锥柱状

贝格 Bego

杰美 Zimmer

费亚丹 AnkyLos
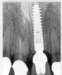

百康 Bicon

奥齿泰 Osstem

赛弗 Xive
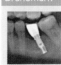

布朗马克 Branemark
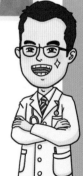

以上图片由 @种牙匠黄建生老师提供